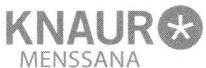

Sabine Goette

SELBSTHEILUNG

Warum Gesundheit im Kopf beginnt
und was die Wissenschaft darüber weiß

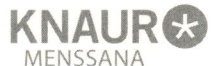

Die gebundene Ausgabe dieses Buches erschien 2013
unter dem Titel »Die Heilkraft des inneren Arztes.
Wie jeder seine Selbstheilungskräfte wecken kann«.

Besuchen Sie uns im Internet:
www.mens-sana.de

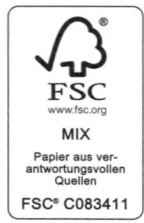

Vollständige Taschenbuchausgabe Januar 2016
© 2015 Knaur Verlag
Ein Imprint der Verlagsgruppe
Droemer Knaur GmbH & Co. KG, München
Alle Rechte vorbehalten. Das Werk darf – auch teilweise –
nur mit Genehmigung des Verlags wiedergegeben werden.
Redaktion: Ralf Lay
Covergestaltung: ZERO Werbeagentur, München
Coverabbildung: Gettyimages
Satz: Adobe InDesign im Verlag
Druck und Bindung: CPI books GmbH, Leck
ISBN 978-3-426-87638-1

2 4 5 3 1

*Von ganzem Herzen und in Dankbarkeit für
Gunter, Ulrike und meine Familie und*

in Erinnerung an meinen lieben Vater Paul Goette

Inhalt

»Alle Patienten tragen ihren eigenen Arzt in sich.
Sie kommen zu uns, ohne diese Wahrheit zu kennen.
Wir sind dann am erfolgreichsten, wenn wir dem
Arzt, der in jedem Patienten steckt, die Chance
geben, in Funktion zu treten.«
Albert Schweitzer

Vorwort

Die Resonanz, die die TV-Dokumentation »Die Heilkraft des inneren Arztes« nach der Ausstrahlung auf arte ausgelöst hatte, war frappierend. Damit hatten wir alle – Redakteurin, Produzentin und unser Filmteam – nicht gerechnet. Ungewöhnlich viele Anfragen in der Redaktion und unzählige Klicks und Kommentare auf der Website von arte, wo der Film noch sieben Tage zu sehen war, machten uns einmal mehr klar, wie sehr das Thema »Aktivierung von Selbstheilungskräften« einen Nerv trifft und die Gemüter bewegt. Denn es ist mit einer Frage verbunden, die sich mehr und mehr Patienten stellen: Was kann ich selbst für mich tun, um wieder gesund zu werden oder zumindest Linderung herbeizuführen? Diese Frage stellt sich vielen insbesondere dann, wenn sie von Arzt zu Arzt laufen und doch keine Besserung eintritt.

Vielleicht ist es Ihnen auch schon so ergangen, und das ist der Grund, warum Sie dieses Buch aufschlagen. Besonders Patienten mit chronischen Erkrankungen machen diese Erfahrung. Die Weltgesundheitsorganisation WHO hat sie als eine der größten gesundheitlichen Herausforderungen des 21. Jahrhunderts bezeichnet. Werden mit Behandlungen keine Erfolge erzielt, kann das bei derart komplexen Krankheitsbildern viele Gründe haben, und die liegen selbstverständlich nicht allein bei den Ärzten. Klar ist aber auch, dass die moderne Medizin trotz innovativer Technik und neuester Medikamente gerade bei chronischen Erkrankungen immer wieder an ihre Grenzen stößt – und mit ihr die Patienten. In den Zuschauerkommentaren spiegelte sich wider, wie stark der Wunsch nach einer Medizin ist, die den

Menschen mit Körper und Seele betrachtet und sich nicht allein auf Hüfte, Herz oder Lunge konzentriert.

Genau hier setzte der Film an. Der Produktion ging eine lange Beschäftigung mit dem Thema voraus. Leitfrage war für mich, was es mit den vielbeschworenen Selbstheilungskräften eigentlich auf sich hat und wie wir sie nutzen können. Häufig wird der Begriff »Selbstheilung« allerdings unmittelbar mit Esoterik in Verbindung gebracht und schreckt deshalb viele Menschen ab. Es vermittelt sich mitunter der Eindruck, als würden sich Selbstheilung und die sogenannte Schulmedizin gegenseitig ausschließen und scheuen wie der Teufel das Weihwasser. Aber muss das so sein, und ist es tatsächlich der Fall? Könnte die konventionelle Schulmedizin nicht davon profitieren, sich mehr auf die Aktivierung der Selbstheilungskräfte zu besinnen? Welche Angebote, bei denen sich beide Seiten gegenseitig befruchten, gibt es bereits? Wir machten uns auf die Suche.

Ich selbst hatte mich der Thematik vor Jahren zunächst mit einem skeptischen und eher kritischen Blick genähert, wenn auch sehr offen und neugierig. Als ausgebildete Stimm- und Sprechtherapeutin war ich schon früh mit Aspekten des Themas in Berührung gekommen. Hierzu gehörten auch klassische Entspannungs- und Körperwahrnehmungstechniken wie zum Beispiel Autogenes Training, progressive Muskelentspannung, Atemtechniken, Feldenkrais- und Alexandertraining. Erst viel später aber wurde mir bewusst, dass sie eine weit umfassendere Wirkung haben als die der reinen Muskellockerung. Damals in den achtziger Jahren arbeitete ich zudem mit dem Schwerpunkt Wahrnehmungstherapie nach Felice Affolter in der Schweiz und bewegte mich in einem therapeutischen Umfeld, in dem eine große Offenheit gegenüber »alternativen« Heilmethoden bestand.

Sie reichten von Bachblütentherapie über chinesische und anthroposophische Medizin bis hin zur Homöopathie. Anders als seinerzeit noch in Deutschland war der Umgang mit diesen Ansätzen jedoch keineswegs als »esoterisch« stigmatisiert. Ich erlebte, dass sie als zusätzliche Wege zur Schulmedizin ganz selbstverständlich und »bodenständig« in den Alltag integriert wurden.

All diese Ansätze verlor ich jedoch wieder aus den Augen und blieb über Jahre fast ausschließlich der klassischen Schulmedizin »verhaftet«. Auch das, was ich als Logopädin über die Förderung eigener Ressourcen gelernt hatte, schob ich in einem immer rasanteren, stressreichen Leben des beruflichen Aufbaus mehr und mehr in den Hintergrund. Eigene Erfahrungen mit persönlichen Grenzen, erfreuliche und weniger erfreuliche mit Ärzten und dem Medizinsystem wie auch die Erfahrungen von schwer erkrankten Menschen aus meinem Umfeld ließen mich dann wieder zunehmend zurückbesinnen auf die Frage: Welche inneren Kräfte können wir denn selbst in uns wecken? Und: Müssen wir unser Schicksal beim Thema »Gesundheit« zum größten Teil in die Hände von Spezialisten legen?

Als Journalistin wollte ich dieser Frage auf den Grund gehen. Mittlerweile gibt es zahlreiche Studien aus unterschiedlichsten Forschungsdisziplinen darüber, wie wir selbst auf Gesundheit und Krankheit Einfluss nehmen können, wenn für die Wissenschaft auch noch viele Fragen offenbleiben. Berge von Material und viele Gespräche mit Experten, unter anderem aus der Neurobiologie, Stressforschung, Psychoneuroimmunologie, Psychoonkologie und Placeboforschung, standen am Ende einer journalistischen Reise durch das Reich der Selbstheilungskräfte. Wie aber sollten all diese spannenden, aufschlussreichen und hilfreichen Rechercheergebnisse in nur fünfzig Minuten Film einfließen? Hintergründe können in einer solchen Dokumentation nur angerissen werden. Nach den interessierten Anfragen zu dem Film entstand deshalb die Idee zu diesem Buch. Es bietet die Möglichkeit, das, was im Film als Essenz und nur eingeschränkt präsentiert werden konnte, ausführlicher darzustellen.

Das Buch orientiert sich an dem Gerüst des Films, geht aber immer wieder darüber hinaus und liefert ergänzende Informationen, Erfahrungsberichte Betroffener und Anregungen. Es basiert auf aktuellen Forschungsergebnissen, Literatur zum Thema wie auch ausführlichen Interviews mit Experten, Wissenschaftlern und Privatpersonen, die uns ihre Geschichten anvertraut haben. Eingeflossen sind zudem die zahlreichen Gespräche, die ich während der Produktion und seitdem mit ihnen geführt habe. Allen Beteiligten sei an dieser Stelle schon einmal ganz herzlich gedankt (ein ausführlicher Dank mit Namensnennung folgt am Ende des Buches). Ihnen – wie auch dem gesamten Produktionsteam des Films – ist zu verdanken, dass es nicht nur zu dem Film, sondern auch zu diesem Buch gekommen ist.

Nun möchte ich Sie mitnehmen auf unsere journalistische Reise, um sie gemeinsam mit Ihnen noch einmal nachzuvollziehen und zu vertiefen. Unser Weg führte uns auch zu dem Onkologen Prof. Dr. Gerd Nagel, der selbst vom Arzt zum Patienten wurde. Seine Erfahrungen nach der eigenen Krebsdiagnose ließen ihn als Mediziner umdenken. Zu ihm möchte ich Sie zuerst begleiten, um in das einzuführen, worum es in diesem Buch im Einzelnen gehen wird.

Einleitung

Als der Arzt zum Patienten wurde

Wir treffen Gerd Nagel in der Nähe von Zürich. Das Interview führen wir im Wald auf der anderen Seeseite, denn der Rückzug in die Natur hatte ihm nach seiner Diagnose geholfen, sich wieder auf sich selbst zu besinnen. Der Schweizer ist Professor für Hämatologie und Onkologie. Mit 47 Jahren war er als Chefarzt einer deutschen Universitätsklinik und Präsident der Deutschen Krebsgesellschaft auf dem Höhepunkt seiner Karriere. Eines Morgens stellte er plötzlich Blutpunkte an Füßen und Beinen fest.

»Das ist für so einen Blutspezialisten kein gutes Zeichen«, erzählt er. »Meine Diagnose habe ich mir dann selbst gestellt. Ich habe mein Blut unter dem Mikroskop untersucht, und da haben mich auch schon diese bösartigen Zellen angeschaut.«

Er hatte eine Form der Leukämie, die damals als praktisch unheilbar galt. Innerhalb von Sekunden sei ihm klar gewesen, was da auf ihn zukam. Der gesamte Film lief vor seinem inneren Auge ab, schließlich war es eine Krankheit, die ihm als Krebsspezialist bekannt war: »Man erwartet ja immer nur das Böse bei anderen Menschen, aber nicht bei sich selbst. Jetzt hatte es auch mich erwischt.«

Gerd Nagel ist heute 76 Jahre alt. Nach seiner Emeritierung kehrte er in die Schweiz zurück. Er wirkt offen, warmherzig und voller Energie, wie ein Mensch, der souverän in sich ruht und mit sich im Reinen ist. Damals, in den achtziger Jahren, als ihn die Diagnose traf, stand er an einem ganz anderen Punkt in seinem Leben. Energie und Kraft hatte er in die Karriere gesteckt. Er war einer der führenden Onkologen, und nun sollte er seinen Patienten selbst als kranker Mann gegenübertreten? Trotz der eher aussichtslosen Prognose setzte er sich ein hohes Ziel: Er wollte die Krankheit überwinden. »Nicht die Krankheit erwischt mich, sondern ich erwische sie«, sagte er sich. Er beschloss, sich einer Chemotherapie zu unterziehen, da er als Arzt davon ausging, dass er es ohne sie nicht schaffen konnte. Dafür reiste er weit weg, nach London, und bestand darauf, sich nur an den Wochenenden behandeln zu lassen, so dass er seinen normalen Alltag fortführen konnte. Niemand außer den engsten Familienangehörigen und einem Kollegen in der Klinik durfte etwas von der Diagnose erfahren. Wie sollte er seine Position, sein Ansehen und seinen Einfluss als Chef der Klink, Präsident der Krebsgesellschaft, innerhalb der Forschungslandschaft und den Patienten gegenüber aufrechterhalten, wenn er selbst lebensbedrohlich erkrankt war? Der behandelnde Arzt in London zeigte wenig Verständnis, fügte sich aber in die Entscheidung des Onkologen.

Die größte Herausforderung kam auf Gerd Nagel allerdings noch zu. Denn erst jetzt, in der Rolle des Patienten, wurde ihm bewusst, welches *die* zentrale Frage war, die so viele der von ihm behandelten Menschen beschäftigte: Was kann ich denn selbst dazu beitragen, die Krankheit zu überwinden? Gerd Nagel wurde klar, dass er sich nicht allein auf die Chemotherapie verlassen wollte. Er fragte sich: Was sind denn meine eigenen Kräfte? Wer bin ich denn überhaupt? Was ist denn in mir drin? Welcher innere Arzt, den ich aktivieren kann?

»Und da kam für mich eigentlich der größte Schock«, erzählt er. »Denn der Schock, der mich wirklich aus der Bahn warf, war gar nicht die Diagnose. Es war die Erkenntnis: Ich weiß gar nicht mehr, wer ich bin. Ich habe mich in der ganzen Karriere, dem ganzen Aufbau, in der ganzen medizinischen Welt, in der es ja hochkompetitiv zugeht, verloren. Meine Gefühle, meinen Wert, meine Identität. Das war ein ganz schwieriger Moment. Und da habe ich mir gesagt: Ich kann nicht in eine Chemotherapie gehen, wenn ich nicht meine eigenen Kräfte wiederhabe.«

Die Jahre der Karriere hatten ihn körperlich und seelisch erschöpft. In dieser Verfassung hielt er einen Therapieerfolg nicht für möglich. Erst – davon war er überzeugt – musste er seine inneren Kraftquellen wiederfinden, seine Stärken und Qualitäten. All das, was ihn früher einmal ausgemacht hatte.

Dafür zog er sich in die Berge zurück, dorthin, wo er sich schon als Kind und junger Mann aufgehalten hatte. Zehn Tage wanderte er durch die Natur, versuchte, seinen Kopf von Gedanken freizuschaufeln. Er wollte einfach nur wahrnehmen und intensiv spüren: das Moos unter seinen Füßen, die rauhe Struktur der Baumstämme, das nasse Laub.

Nicht denken, nicht reden, sich nur auf seine Sinne konzentrieren. Denn genau das war er früher gewesen: ein Mann der Sinne. Empfinden, spüren und der inneren Stimme lauschen, das waren einmal seine ganz besonderen Stärken gewesen. Nach all den Jahren seiner medizinischen Karriere aber lebte er nur noch im Kopf. Hier in den Bergen holte er sich den Sinnesmenschen Gerd Nagel wieder zurück.

»Nach den zehn Tagen«, erzählt er, »war ich fast wieder der Alte.«

Das ging aber schnell, denke ich spontan. Aber dann verstehe ich, was er meint. Er hatte wieder an dem angeknüpft, was ihm vor langer Zeit so wichtig gewesen war und ihn seine eigene Kraft spüren ließ. In jungen Jahren war er oft in den Bergen unterwegs, auch extreme Gebirgstouren hatte er unternommen.

»Da geht man trainiert hin, man weiß, wie das Wetter wird, und zieht sich warm an, man ist vorbereitet auf enorme Herausforderungen, und da gehört natürlich auch ein gewisses mentales Training dazu. Mit dieser Einstellung, auch unter extremen Umständen zu überleben, bin ich dann in die Therapie gegangen. Ich wusste zwar, dass ich in ein Wellental kommen würde, aber ich war sicher, darin nicht unterzugehen. Das war wie eine innere Programmierung auf Durchhalten.«

Aber noch etwas hatte er hier im Wald wiederentdeckt: seinen Glauben, der ihm im Verlauf des ganzen Karrierestrebens irgendwie entglitten war. »Aus dieser Einsamkeit, aus der Verlassenheit des Menschen, der mit dieser Diagnose wie in ein Verderben gestoßen wird, kam dann plötzlich die Erkenntnis hoch: Ich bin begleitet. Dieser Satz hat mich gepackt und durch die ganze Therapie getragen, bis heute.«

Die innere Wandlung

Eine Frage interessiert uns besonders: Was hat ihn später trotz schlechter Prognose gesund werden lassen? War es tatsächlich die Rückbesinnung auf die eigenen Kräfte oder doch eher die Chemotherapie oder beides?

»Diese Frage habe ich mir natürlich auch gestellt«, antwortet er, »ich muss aber sagen, dass ich sie nicht wirklich beantworten kann. Für meine Begriffe war es eine Kombination aus der medizinischen Behandlung, meinen eigenen Kräften und ja, auch göttlicher Führung.« Seine eigene Erfahrung als Patient ließ ihn als Arzt umdenken. Er hatte für sich erkannt, dass es Aufgabe der Ärzte ist, die Ressourcen der Patienten zu stärken und sie in den medizinischen Behandlungsplan einzubinden.

Entschlossen ergänzt er: »Ich bin nach wie vor überzeugter Schulmediziner. Eine Lektion aber habe ich gelernt, und da bin ich auch heute noch ganz klar in der Aussage: Patienten werden besser gesund, haben bessere Erfolge in der Therapie, haben eine höhere Lebensqualität und günstigere Heilungschancen, wenn sie sich selbst als kompetente Patienten mit ihren Kräften in den Heilungsprozess einbringen. Und nicht aufgeben und alles der Medizin überlassen.«

Was hilft uns?

Welche Kraft ein Patient in der Krankheit entwickeln kann, das hat Gerd Nagel selbst erlebt, und das hat auch sein späteres Leben und seine berufliche Entwicklung stark beeinflusst. Heute bietet er spezielle Erstberatungen für Krebspatienten an, in denen er sich mit ihnen gemeinsam auf die Suche nach ihren eigenen Ressourcen macht. Wie diese Beratungen aussehen, beschreibe ich in Kapitel 9, »Der kompetente Patient«.

An Gerd Nagel zeigt sich vor allem eines: dass sich die Schulmedizin und die Aktivierung von Selbstheilungskräften keineswegs ausschließen. Er selbst hat sich auf seine Kraftquellen zurückbesonnen, um seinen »inneren Arzt« zu aktivieren. Allein darauf aber hätte er sich nie verlassen. Ihm ging und geht es darum, die eher standardisierte Vorgehensweise innerhalb der Medizin durch die ganz eigenen Potenziale zu ergänzen, die in jedem von uns stecken und die es vonseiten der Ärzte und von uns selbst zu wecken gilt. Nach fast dreißig Jahren ohne Befund kann er heute als geheilt bezeichnet werden.

Was genau ihn gesund werden ließ, kann zwar kein Wissenschaftler dieser Welt erklären. Gesundungsprozesse sind sehr individuell. Zudem können viele verschiedene Einflüsse eine Rolle spielen. Dennoch: Nicht nur die Geschichte von Gerd Nagel, sondern auch zahlreiche Forschungsergebnisse geben eindeutige Hinweise darauf, dass neben medizinischen Behandlungen noch andere Faktoren eine wichtige Rolle spielen, wenn es darum geht, Heilungsprozesse in Gang zu setzen.

Dass neben dem Mediziner als äußerem Arzt immer auch

ein zweiter Player mit im Spiel ist, der innere Arzt des Patienten, ist uraltes Wissen. Doch mit Beginn der modernen wissenschaftlichen Medizin ist es zunehmend in den Hintergrund getreten. Während Technisierung und Spezialisierung immer weiter voranschreiten, entwickelt sich parallel allerdings ein neues Bewusstsein für diese alten Weisheiten. Das spiegelt sich auch in den Ansätzen wider, die ich in diesem Buch vorstelle. Sie alle haben eines gemeinsam: Es sind ressourcenorientierte Ansätze, die die inneren und äußeren Kraftquellen der Patienten aufspüren und für die Gesundung nutzen. Hierzu gehören die Mind-Body-Medizin, die Integrative Medizin – die Schulmedizin und komplementäre Methoden verknüpft –, psychotherapeutische Verfahren bis hin zu den Beratungen, die Gerd Nagel anbietet. Beeinflusst sind sie von der sogenannten Salutogenese, das heißt der Frage, was uns gesund erhält und wieder gesund werden lässt. In Kapitel 2, »Noch gesund oder schon krank?«, wird sie näher erklärt. Auch bei Meditation und Achtsamkeit, auf die ich ebenfalls eingehen werde, lässt sich ein Bezug zu dieser Medizinauffassung herstellen. Alle Ansätze verstehen sich als Ergänzung zur Schulmedizin und nicht als Ersatz. Sie fördern das Bestreben von Patienten, von Be-handelten zu Handelnden zu werden und aktiv zu ihrer Gesundheit beizutragen.

Vielleicht leiden Sie an chronischen Erkrankungen und suchen Anregungen. Vielleicht aber sind Sie nicht erkrankt, kämpfen jedoch mit den typischen Stressbelastungen, die uns allen zu schaffen machen, und sagen sich: Das wird mir zu viel, ich möchte etwas ändern. An alle, die herausfinden möchten, was sie selbst für sich tun können, wendet sich dieses Buch.

Was es allerdings nicht bietet, ist eine Antwort auf die Frage: Wie heile ich mich von schweren Krankheiten selbst? Denn genau das liegt letztlich nicht in unserer Macht. Auch geht es hier nicht um esoterische Erklärungsansätze. Im Vordergrund steht vielmehr die Frage, was unter Selbstheilungskräften jenseits entsprechenden Gedankenguts zu verstehen ist und wie wir sie aktivieren können. Wie können die »alten Weisheiten« mit den modernen Errungenschaften der konventionellen Schulmedizin zum Wohl des Patienten miteinander verknüpft werden? Was ist es, was uns bei Krankheiten hilft? Und welche Rolle spielen die Selbstheilungskräfte eigentlich dabei? Sind es bestimmte Methoden, die zur Heilung beitragen, und wir müssen nur die richtige finden? Ist die innere Haltung entscheidend? Welche Rolle spielen Gedanken, Gefühle und Erwartungen? Was können wir also selbst tun, und wo sind unsere Grenzen? Auf diese und weitere Fragen haben wir Antworten gesucht und bemerkenswerte gefunden.

Wichtige Aufschlüsse bieten insbesondere die neuesten Erkenntnisse der Neurobiologie. So zeigt die moderne Hirnforschung beispielsweise immer deutlicher, dass wir mit unseren Gedanken und inneren Haltungen Einfluss auf Gehirn und Körper nehmen können. Die Hirnforscher machen uns Mut, denn sie zeigen, dass wir aktiv etwas verändern können, wenn wir durch Stress oder Krankheit in unserem Leben beeinträchtigt sind. Da Stress einer der größten Blockierer der Selbstheilungskräfte ist, zieht sich dieses Phänomen gemeinsam mit den Erkenntnissen der modernen Hirnforschung wie ein roter Faden durch das gesamte Buch.

Eines möchte ich vorausschicken, denn das zu betonen erscheint mir ungeheuer wichtig: Wir können viel dazu beitragen, unseren inneren Arzt zu aktivieren, aber wir sind nicht allein verantwortlich für Gesundheit oder Krankheit.

Viele, die schwer erkranken, geraten fast unmittelbar zu der Frage: Was habe ich falsch gemacht? Und weisen sich dann häufig selbst die Schuld zu. Wenn sie dann Wege suchen, aktiv an der Heilung mitzuwirken, diese aber nicht gelingt, kommt erneut die Schuldfrage auf, besonders dann, wenn von Selbstheilung und der Aktivierung von Selbstheilungskräften die Rede ist. Und was hinzukommt: Je größer die Not, desto größer wird auch die Versuchung, sich auf unseriöse Angebote und falsche Versprechungen einzulassen.

Es lastet keine Schuld auf uns, wenn wir erkranken, und wir sind nicht schuld daran, wenn sich unsere Gesundheit nicht wieder so einstellt, wie wir es erhofft hatten. Wir können aktiv werden und sollten diese Möglichkeit nutzen, aber weder Ärzte, Therapeuten noch wir selbst können Gesundheit und den Verlauf von Krankheiten gänzlich kontrollieren.

Was Sie in diesem Buch erwartet

In diesem Buch finden Sie die Beispiele aus dem Film wieder, die illustrieren, wie das Ziel der Aktivierung unserer Selbstheilungskräfte in der konkreten Praxis umgesetzt werden kann. Um jedoch dorthin zu gelangen und anschaulich zu machen, was eigentlich dahintersteckt, möchte ich Sie in den ersten drei Kapiteln zunächst in die Hintergründe einführen. In Kapitel 1, »Das offene Geheimnis der Selbstheilungskräfte«, geht es um die Frage, was sich hinter den Selbstheilungskräften verbirgt und was unser inneres Gleichgewicht stört, so dass es zu Krankheit kommen kann. Und warum unser innerer Arzt gerade im medizinischen Praxisalltag so selten bewusst genutzt wird.

Kapitel 2, »Noch gesund oder schon krank?«, stellt der klassischen Konzentration der Medizin auf die Entstehung von Krankheit (Pathogenese) die Sichtweise der Salutogenese gegenüber. Diese beschäftigt sich mit der Frage, was uns eigentlich gesund erhält, und ist, wie erwähnt, eine wichtige Basis für die praktischen Ansätze, von denen später die Rede sein wird.

Der Fokus liegt in diesem Buch auf chronischen Erkrankungen, zu denen auch Krebs zählt. Viele von ihnen werden von Stress begünstigt, wenn nicht sogar hervorgerufen. Aus diesem Grund widme ich ein ausführliches Kapitel, Kapitel 3, »Der moderne Löwe«, dem Phänomen Stress und wie es sich auf uns auswirkt.

In Kapitel 4, »Zurück ins Gleichgewicht«, geht die Reise dann in die Klinik für Naturheilkunde und Integrative Medizin in Essen. Dort steht die sogenannte Mind-Body-Medizin im Mittelpunkt, die für viele Menschen mit chronischen Erkrankungen eine Hilfe ist. Wie der Begriff bereits besagt, werden hier Körper und Seele gleichermaßen berücksichtigt. Frank Günther hat mit Hilfe der Mind-Body-Medizin aus dem Teufelskreis von Stress und chronischem Schmerz herausgefunden.

In Kapitel 5, »Die Macht unseres Geistes«, führt uns der Weg nach Boston an die Universität Harvard, denn dort wird erforscht, was zentraler Bestandteil der Mind-Body-Medizin ist: die Meditation. Dass sie gerade bei Stress und stressbedingten Erkrankungen sehr wirksam sein kann, zeigen mittlerweile nicht nur die Forschungen in Harvard. In ihrem Kern »hütet« die Meditation eine innere Haltung – die Achtsamkeit –, die im Alltag eine nützliche Hilfe sein kann.

Sehr eindrücklich führt die Placeboforschung vor Augen, wie Erwartung, Glaube und Hoffnung auf unseren Körper und damit auf Gesundheit und Krankheit Einfluss nehmen können. Um in dieses spannende Forschungsfeld tiefer einzusteigen, sind wir zu Placeboforschern nach Hamburg gereist und haben auch darüber hinaus Aufschlussreiches erkundet. Dazu mehr in Kapitel 6, »Die Kraft von Glaube und Erwartung«.

Kapitel 7, »Dem Leben vertrauen – trotz allem«, widmet sich Petra Rang, die nach der Diagnose Krebs Wege gesucht hat, um die aufkommende Angst zu bewältigen und mit der Krankheit umzugehen. Unterstützung fand sie bei einer Psychotherapeutin, die ein eigenes Therapiekonzept entwickelt hat, »TRUST« genannt, das ebenfalls an den Ressourcen der Patienten ansetzt.

In diesem Buch geht es jedoch nicht nur darum, wie wir unsere Selbstheilungskräfte bei schweren Erkrankungen reaktivieren können. Was können wir alle dafür tun, unseren inneren Arzt in Schwung zu halten, auch wenn wir noch nicht erkrankt sind? Und was ist das Wesentliche, um das es sich dabei immer wieder dreht? Diesen Fragen gehe ich in Kapitel 8, »Das gutgelaunte Gehirn«, nach.

In Kapitel 9, »Der kompetente Patient«, werden Sie dem Onkologen Gerd Nagel wiederbegegnen und mehr über das Beratungskonzept erfahren, das er entwickelt und eingeführt hat.

Zum Abschluss der Betrachtungen bleibt noch eine Frage offen: Wohin könnte sich eine Medizin der Zukunft bewegen – und mit ihr der Patient? Um diese resümierenden Überlegungen geht es in Kapitel 10, »Quo vadis, Medizin? Quo vadis, Patient?«, mit dem wir zu einem vorläufigen Ende unserer Erkundungsreise kommen – einer Reise, bei der ich Ihnen neben dem Gewinn nützlicher Anregungen an dieser Stelle vor allem auch viel Spaß wünsche.

1

Das offene Geheimnis
der Selbstheilungskräfte

Der innere Arzt – Heilkräfte in Aktion

»Der Arzt verbindet nur deine Wunden. Dein innerer Arzt aber wird dich gesunden. Bitte ihn darum, sooft du kannst.« Dieser Ausspruch ist uns von dem Arzt und Philosophen Paracelsus (1493–1541) überliefert. Schon Hippokrates (460–370 v. Chr.) wusste weit früher zu berichten, dass der Arzt zwar behandelt, die Natur aber heilt. Klar, könnte man nun einwenden, ihnen blieb ja auch nichts anderes übrig, als sich auf »die Natur« zu berufen, schließlich gab es weder moderne Medikamente noch ausgefeilte Diagnostik- und Operationstechniken. Doch das, worauf sich beide Ärzte beziehen, das sind die Selbstheilungskräfte, die jeder von uns in sich trägt und die heute genauso wirksam sind wie damals. Mit dem Unterschied, dass wir nun viel mehr Kenntnisse darüber besitzen, was darunter zu verstehen ist. Häufig wird anstelle von »Selbstheilungskräften« auch von »Selbstheilung« gesprochen. Gerade bei diesem Begriff denken Skeptiker schnell an Esoterik, Scharlatanerie oder sogar Hokuspokus. Davon sind Selbstheilungsprozesse im eigentlichen Sinne allerdings weit entfernt. Tatsächlich könnte der Begriff »Selbstheilung« etwas entrümpelt werden. Denn so, wie er mitunter verwendet wird, kann er auch Tür und Tor für unrealistische Erwartungen oder unseriöse

Heilungsversprechen öffnen. Die Selbstheilungskräfte, wie sie hier verstanden werden, sind nicht abhängig von außergewöhnlichen Fähigkeiten – weder aufseiten der Behandelnden noch aufseiten der Patienten. Vielmehr sind sie in jedem von uns von Natur aus angelegt und gehören zu unserer Grundausstattung. Vom Gehirn gesteuert, sorgt dieser innere Arzt überhaupt erst dafür, dass wir als Organismus überleben.

»Am schönsten sieht man es eigentlich«, so Gerald Hüther, Professor für Neurobiologie an der Psychiatrischen Klinik der Universität Göttingen, »wenn man eine Verletzung hat, eine Wunde, man hat sich geschnitten, und dann kann der Arzt im Grunde genommen nur möglichst kompetent dafür sorgen, dass das wieder heilen kann. Aber heilen muss es allein.«

Selbstheilung in diesem Sinne bedeutet, dass unser Körper die Fähigkeit besitzt, Störungen von innen und von außen immer wieder auszugleichen und auf diese Weise Gesundheit herzustellen. Diese Fähigkeit zur Selbstregulation und Selbstorganisation ist uns im Laufe der Evolution mitgegeben worden. Sie dient schlicht und einfach dazu, unser Überleben zu sichern und Fortpflanzung zu ermöglichen. Damit das gelingt, müssen Eindringlinge unschädlich gemacht, Verletzungen mit Hilfe unserer inneren Apotheke »behandelt«, Gefahren abgewendet und auch Mangelzustände behoben werden. Wie aber funktioniert das?

Wie das Gehirn auf uns aufpasst

Alle Abläufe in unserem Körper werden durch Regelsysteme organisiert. Dazu gehören unter anderem das Herz-Kreislauf-, das Hormon-, das Immun- und das vegetative Nervensystem, das auch als »peripher« oder »autonom« bezeichnet wird und das den Körper über den Handlungsnerv Sympathikus und den Ruhenerv Parasympathikus durchzieht. Die Überwachung all dieser Systeme übernimmt das Gehirn. Genauer gesagt spielen dabei ältere, tieferliegende Bereiche eine entscheidende Rolle. Sie umfassen den Hirnstamm in Verbindung mit Hirnarealen, die auch »emotionales Gehirn« oder limbisches System genannt werden. Dieses »Gehirn im Gehirn«[1] sorgt dafür, dass alle unbewussten physiologischen Prozesse reibungslos ablaufen und eine Balance im Körper hergestellt wird. Es regelt unter anderem unsere Atmung, den Flüssigkeits- und Wärmehaushalt, Blutdruck, Herzrhythmus und Schlaf. Das emotionale Gehirn bringt aber auch die Libido hervor und überlebenswichtige Emotionen wie zum Beispiel Angst, die ja dazu da ist, uns bei Gefahren zu warnen.

Die wichtigste und grundlegende Aufgabe unseres Gehirns, so Gerald Hüther, sei es also nicht, zu denken. Vielmehr besteht sein eigentlicher Job darin, das Problem zu lösen, wie es uns am besten am Leben erhalten kann. Indem es als oberste Schaltzentrale alle lebenswichtigen Prozesse in unserem Körper steuert, stellt es in jedem Moment unser inneres Gleichgewicht wieder her. Dieses innere Gleichgewicht ist jedoch kein statischer Zustand, zu dem wir immer wieder zurückkehren, wie ich von Gerald Hüther am Rande eines Kongresses in Kassel erfahre. Da sich unser Gehirn und Körper im Verlaufe unseres Lebens entwickeln und verändern, kann das Gleichgewicht nur auf Basis dieser Veränderungen hergestellt werden. Was unser Gehirn anstrebt, ist also ein Selbstorganisationsprozess, der in Bewegung bleibt und sich an den jeweiligen Gegebenheiten immer wieder neu ausrichtet.

Körper und Gehirn – eine Einheit

Körper und Gehirn stehen bei all diesen Prozessen in viel engerer Verbindung, als lange Zeit angenommen wurde, betont der Neurowissenschaftler Antonio Damasio.[2]
Über Jahrhunderte galt das Postulat der strikten Trennung von Geist und Körper, das der Philosoph René Descartes (1596–1650) aufgestellt hatte. Mittlerweile haben sich Wissenschaft und Medizin von diesem Postulat verabschiedet. Heute ist davon auszugehen, dass Gehirn und Körper untrennbar miteinander verknüpft sind und damit auch körperliche, geistige und psychische Prozesse in engster Beziehung miteinander stehen.
Der Begriff »Geist« führt leicht zu Verwirrung, da er sowohl in der Wissenschaft als auch unter Laien sehr unterschiedlich verwendet wird. Im Grunde weiß niemand, was der Geist eigentlich ist, zumindest gibt es keinerlei Einigung darüber. Mal werden seelische und mentale Prozesse darunter zusammengefasst. Mal werden Psyche und Geist nebeneinandergestellt und ergänzend verwendet. Zudem wird der Geist auch spirituell oder esoterisch interpretiert. In diesem Buch stelle ich Geist und Psyche ebenfalls nebeneinander, um die im allgemeinen Sprachgebrauch häufige und allgemeinverständliche Verwendung aufzugreifen. Unter Geist verstehe ich mentale Prozesse wie unter anderem Denken,

Vorstellungen, Bewusstsein, unter Psyche eher gefühlsbe-zogene Aspekte. Letztendlich aber sind Geist und Psyche miteinander verwoben und lassen sich nicht scharf vonein-ander abgrenzen. Das zeigt sich beispielsweise bei inneren Einstellungen und Haltungen, von denen immer wieder die Rede sein wird.

Bereits im Mutterleib legt das Gehirn in Form neuronaler Verschaltungen eine »Karte« vom Körper an. Anhand der Signale, die es vom wachsenden Körper erhält, entwickelt es sich weiter. Es lernt also, wie der Körper beschaffen ist und wie er am besten organisiert, gelenkt und gesteuert werden muss.

»Deshalb«, erklärt Hüther, »kommt jeder Mensch mit ei-nem Hirn zur Welt – und das ist unglaublich interessant –, das so organisiert ist, dass es genau zu diesem Körper passt. Es weiß also, worauf es ankommt, damit alles im Körper gut funktioniert.«

Sobald Änderungen oder Störungen auftreten, wird die Karte vom Körper im Gehirn aktualisiert. Dabei stehen bei-de in ständigem, regem Austausch miteinander und nutzen dafür chemische Botenstoffe über die Blut- und neuronale Signale über die Nervenbahnen. Oder wie es Damasio aus-drückt: »Der Körper sagt dem Gehirn: so bin ich gebaut, und in diesem Zustand befinde ich mich jetzt. Das Gehirn sagt dem Körper, was er tun muss, um in Balance zu blei-ben.«[3] Das Gehirn braucht vom Körper somit immer wie-der grundlegende Informationen, um die körperlichen Pro-zesse mit Hilfe der Regelsysteme steuern zu können. Dieses »Lebensmanagement« (Damasio) ist ein dynamischer Pro-zess, da wir wiederholt inneren und äußeren Reizen und Störungen ausgesetzt sind, mit denen sich Hirn und Körper auseinandersetzen müssen.

Im Falle der Wunde sendet der Körper die Information an das Gehirn, dass dringend Reparaturen vorgenommen werden müssen. Unter der Aufsicht der obersten Schaltzentrale sorgt er dafür, dass gefährliche Keime abgewehrt werden, sich die Blutgefäße verengen und das Blut gerinnt, damit wir nicht verbluten. Die Wunde kann verheilen. Genauso verhält es sich bei Infektionen: Das körpereigene Immunsystem leitet – gesteuert vom Gehirn – alle notwendigen Abwehrstrategien ein, um die Angreifer außer Gefecht zu setzen und unser Wohlbefinden wiederherzustellen. Damit wir überleben, müssen darüber hinaus auch einige wichtige Grundbedingungen in unserem Körper erfüllt sein. Dazu gehören unter anderem bestimmte Sauerstoff- und CO_2-Mengen, eine bestimmte Temperatur und die Versorgung mit Hauptnährstoffen wie Zucker, Fetten oder Proteinen. Gerät dieses Gleichgewicht, das sich innerhalb bestimmter Schwankungsbreiten bewegt, aus den Fugen, merken wir es sofort. Aber woran?

Die Signale unseres Körpers

Was wir als Unwohlsein empfinden, hat viel damit zu tun, was unser Körper an das Gehirn meldet. Schwankt der Blutzuckerspiegel? Gab es eine Verletzung? Ist der Blutdruck zu niedrig oder der Adrenalin- oder Cortisolspiegel aufgrund von Stress zu hoch? Wir spüren dann je nach Zustand Schmerzen, Entspannung oder Anspannung, Erschöpfung oder Energiezuwachs – kurz Wohlsein oder Unwohlsein. Unsere Gefühle, ob angenehm oder unangenehm bis schmerzhaft, zeigen uns an, ob unser Lebensmanagement gerade gut oder weniger gut funktioniert.[4] Die tieferliegenden Bereiche des Gehirns kennen den Körper eben sehr gut. Sie sind aber auch mit übergeordneten Arealen verbunden, dem Präfrontalkortex, der unter anderem für das bewusste Denken und die Sprache zuständig ist. Der Körper, die tieferen Hirnbereiche und die oberste, bewusste Denkzentrale stehen – wie es Antonio Damasio ausdrückt – in einem »ständigen interaktiven Tanz« miteinander. Das erklärt, warum sich Gedanken und Gefühle direkt auf den Körper und umgekehrt Veränderungen im Körper auf unsere Emotionen und Gedanken auswirken können. Körper und Geist beziehungsweise Körper und Psyche sind eben nicht voneinander zu trennen. Die Verbindung zu den höheren, rationalen Bereichen des Gehirns erklärt aber auch, warum wir bewusst wahrnehmen können, wenn in unserem Körper etwas nicht stimmt, und dann ebenso bewusst Maßnahmen auswählen und ergreifen können. Ein guter Trick der Natur, der dazu dient, dass wir immer gut auf uns aufpassen. Damasio vermutet sogar, dass die Evolution uns Menschen nur deshalb ein Bewusstsein mitgegeben hat, damit wir noch bessere Lösungen für die Sicherung des Überlebens finden können. Bezogen auf unsere Gesundheit, haben wir dadurch im Gegensatz zu anderen Säugetieren die Möglichkeit, die Qualität unseres Wohlbefindens ganz gezielt zu steigern. Ob und wie wir das dann tatsächlich nutzen, bleibt allerdings uns überlassen und steht – wie wir alle aus eigener Erfahrung wissen – auf einem anderen Blatt. Ist unser Wohlbefinden beeinträchtigt und gelingt es uns, die innere Balance wiederherzustellen, werden wir vom Gehirn mit Wohlfühlhormonen belohnt.

Doch wenn unser Gehirn und Körper alles so wunderbar steuern und organisieren, warum werden wir dann überhaupt krank? So ausgeklügelt das »Überlebensprogramm«

auch ist, das uns die Evolution mitgegeben hat, immer und überall gelingt es ihm nicht, alles optimal zu regulieren. Und genau dann stellt sich die Frage, wie wir unsere inneren Selbstheilungskräfte unterstützen und reaktivieren können.

Wenn das eigene Haus in Schieflage gerät

Erkrankungen können entstehen, wenn die Einflüsse von innen oder von außen so massiv sind, dass unser innerer Arzt schlichtweg überfordert ist, die notwendige Balance wiederherzustellen. Das ist beispielsweise bei Dauerstress der Fall. Gegen akuten Stress ist unser Organismus gut gewappnet. Dann signalisiert das Gehirn Gefahr, und der Körper stellt alle Systeme auf Flucht oder Kampf ein. Ist die Bedrohung vorbei, reguliert er die Stresshormone wieder herunter. Bleibt dieser wichtige Ruhezustand bei Dauerstress, der über einige Tage oder Wochen anhält, allerdings aus, können auch die besten Selbstregulationsmechanismen nicht mehr greifen (siehe auch Kapitel 3, »Der moderne Löwe«). Der Organismus hält bei Dauerstress seine eingebauten Abwehrstrategien aufrecht, »merkt« aber nicht, dass er sich damit über lange Zeit selbst schadet. Auf den modernen Langzeitstress ist er einfach nicht eingerichtet. Spätestens dann ist der Zeitpunkt gekommen, dass wir aktiv werden und unserem inneren Arzt unter die Arme greifen. Denn durch massiven, anhaltenden Stress wird das Gehirn blockiert und daran gehindert, seiner eigentlichen Aufgabe nachzukommen: uns gesund zu erhalten. Stressbedingte chronische Erkrankungen können die Folge sein.

Gerald Hüther vergleicht den Prozess, wie chronische Erkrankungen aus neurobiologischer Sicht entstehen können, mit dem Bau eines Hauses, das mit der Zeit immer schiefer gerät. Das Haus steht dabei für unseren Organismus. »Fast alle Menschen kommen ja gesund auf die Welt«, so Hüther im Interview.[5] »Neurobiologisch kann man sogar sagen: mit einem unglaublichen Potenzial. Da könnte unglaublich viel draus werden. So neugierig, so entdeckerfreudig wie damals, als wir noch ganz klein waren, sind wir alle heute nicht mehr.«

Wir bauen auf einem tragfähigen Fundament, und das Gehirn weiß, was es zu tun hat, damit wir gesund bleiben und uns so entwickeln, wie es uns entspricht. Da das Gehirn den Körper sehr gut kennt, kann es seine Aufgabe optimal wahrnehmen, auch stehen Gehirn und Körper in bestem Kontakt miteinander. Im Verlauf unseres Lebens machen wir jedoch Erfahrungen, die uns immer weiter von den eigentlichen Bedürfnissen unseres Organismus entfernen. Dazu kann es gehören, dass wir uns an andere anpassen – wie zum Beispiel an die Erfordernisse der Familie, der Schulklasse, des Kulturkreises und der Zeit, in die wir hineingeboren wurden. Auf der Basis all unserer Erfahrungen entwickeln wir Vorstellungen, Einstellungen und Haltungen, die auch unseren Lebensstil prägen. Doch dieser Lebensstil passt dann häufig nicht mehr zu dem, was uns gemäß ist. Die Folge: Das Gehirn verliert zunehmend den Kontakt zum Körper und kann seiner Aufgabe, auf ihn aufzupassen, immer weniger nachkommen.

»Neurobiologisch«, so Hüther, »heißt dies, dass auf diesen optimal gebildeten und für die körperliche Regulation optimal geeigneten Strukturen andere Strukturen entstehen, die das stören.«

Unser Haus wird, ohne dass wir es frühzeitig merken, immer schiefer und wackliger, bis es schließlich zusammenbricht. Der Rücken, die Hüfte, das Knie, der Magen oder das Herz machen sich bemerkbar; es sind die Schwachstellen, an denen wir erkranken. Dann reicht es meistens nicht aus, die Dachrinne zu reparieren oder Wasserleitungen auszutauschen. Viel wichtiger sei es, sagt Hüther, die Patienten einzuladen und ihnen die Chance zu geben, das wiederzufinden, was sie verloren haben, das heißt ihr Fundament und den Kontakt zum eigenen Körper. Ist das eigene Haus erst einmal so richtig aus dem Lot geraten – wie bei chronischen oder auch psychischen Erkrankungen –, ist es gar nicht so einfach, die innere Balance wiederherzustellen. Medizinische Interventionen können dann zwar dazu beitragen, Störungen oder Veränderungen zu korrigieren. Sie können das Schlimmste verhindern, Heilung aber können sie nicht bewirken.

»Niemand kann einen anderen Menschen gesund machen. Jede Heilung ist daher immer und grundsätzlich Selbstheilung. Die ärztliche Kunst besteht darin, diesen Prozess der Selbstheilung zu unterstützen.«[6] Wie gut und wie schnell wir wieder gesunden, hänge deshalb ganz entscheidend davon ab, ob und wie effektiv es uns gelingt, die Selbstheilungskräfte zu reaktivieren.

»Use it or lose it«

Die Erfahrungen, die wir im Verlaufe unseres Lebens machen, sind mitverantwortlich dafür, wie gerade oder schief unser Haus wird. Denn nach der Geburt entwickelt sich unser Gehirn anhand dieser Erfahrungen stetig weiter. Bis etwa zum Anfang der neunziger Jahre war die Wissenschaft noch überzeugt, das Gehirn sei bis zum Erwachsenenalter vollständig ausgereift und verändere sich danach nicht mehr. Heute wissen wir von der Neurobiologie, dass unser Gehirn äußerst plastisch ist. Es kann sich – wenn auch nicht grundlegend – ein Leben lang wandeln, und wir können diesen Prozess aktiv beeinflussen.

So, wie wir unser Gehirn benutzen, so wird es auch. Je nachdem, welche Erfahrungen wir machen und wie wir unser Gehirn gebrauchen und fordern, werden Verbindungen zwischen den Nervenzellen und damit neue neuronale Netzwerke gebildet, was von der Forschung als »Neuroplastizität« bezeichnet wird. In manchen Gehirnarealen können sogar Nervenzellen neu entstehen. Verknüpfungen, die wir intensiv und häufig aktivieren, werden stärker ausgebildet, andere, die wir nicht nutzen, werden abgebaut. Die Hirnforscher nennen dieses Prinzip »Use it or lose it« (»Nutz es oder verlier es«). Es entstehen regelrechte »Autobahnen« (Hüther) im Gehirn, die – abhängig davon, wie wir sie befahren – immer breiter werden oder zum Feldweg verkümmern.[7] Und je stärker unsere Erfahrungen mit tiefen Emotionen verbunden sind, desto intensiver brennen sie sich ein.

Welches Gehirn wir entwickeln, hängt ganz besonders davon ab, in welchem Umfeld wir aufwachsen und welche Erfahrungen wir mit anderen Menschen machen. Denn von ihnen lernen wir ja. Aus all den Erfahrungen, ob positiv oder negativ, entwickelt sich mit der Zeit eine innere Einstellung gegenüber uns selbst, anderen Menschen und der Welt. Diese innere Haltung wiederum prägt unsere Bewertung von Ereignissen, unsere Vorstellungen und unseren Lebensstil. Das heißt unter anderem, wie wir auf Stress reagieren, mit Konflikten umgehen, aber auch wie wir uns ernähren oder unseren Körper wahrnehmen und einsetzen. Kurz: Sie beeinflusst unsere Art zu denken, zu fühlen und zu handeln. Bekommen wir zu Hause oder in der Schule beispielsweise genügend Raum, um Neues zu erkunden und unsere eigenen Fähigkeiten zu entdecken, werden wir wahrscheinlich mutiger in die Welt blicken und uns später nicht so schnell aus der Bahn werfen lassen. Andere Erfahrungen können dazu führen, dass wir uns Denk- und Verhaltensmuster aneignen, die uns irgendwann im Weg stehen, uns in Angst und Stress versetzen oder sogar krank werden lassen. Die im Gehirn tief verankerten Erfahrungen und die daraus entstandenen Haltungen und inneren Einstellungen können somit zur Folge haben, dass die Selbstheilungskräfte unseres Organismus unterdrückt werden, wie Gerald Hüther erklärt.[8]

Erfahrungen, die unter die Haut gehen

Wie aber können wir auf die Aktivierung der Selbstheilungskräfte Einfluss nehmen? Um den inneren Arzt im Falle einer Erkrankung optimal zur Entfaltung zu bringen, gilt es, neue, positive und tiefgreifende Erfahrungen zu machen, die uns emotional berühren und »unter die Haut gehen« (Hüther). Auf diese Weise können wir in unserem Gehirn neue neuronale Verknüpfungen bahnen und die alten »entmachten«. Denn sie haben uns in die Sackgasse geführt. Im Idealfall unterstützen uns Ärzte und Therapeuten dabei, herauszufinden, welche therapeutischen Hilfestellungen am besten passen. Und was passt, ist eben ganz von dem individuellen Menschen, seiner Lebensgeschichte und seinen Erfahrungen abhängig. Um die Selbstheilungskräfte zu reaktivieren, bedarf es deshalb einer guten und vertrauensvollen Beziehung zwischen Arzt und Patient. Dann können äußerer und innerer Arzt wirksam zusammenarbeiten. Genau darauf hat auch schon der berühmte deutsche Arzt Albert Schweitzer (1875–1965) hingewiesen. Er war überzeugt davon, dass der äußere Arzt nur erfolgreich sein kann, wenn er sich mit dem inneren des Patienten verbündet.

Ärzte, Therapeuten und wir selbst können vor allem eines tun: Impulse setzen und die Voraussetzungen schaffen, die das Gehirn benötigt, um seiner Aufgabe nachzukommen, alle wichtigen Prozesse im Körper zu regulieren. Das bedeutet nicht, auf Medikamente oder Operationen gänzlich zu verzichten. Wie Prof. Dr. Gustav Dobos, Direktor der Klinik für Naturheilkunde und Integrative Medizin der Kliniken Essen-Mitte, an einem Beispiel aus seinem Praxisalltag verdeutlicht, wird er bei Bluthochdruck erst einmal kurierend mit Medikamenten eingreifen und ihn dadurch senken. Die Ursachen seien damit jedoch nicht beseitigt. »Heilen« bedeute hier, über zusätzliche Wege wie die Veränderung des Lebensstils durch unter anderem Stressreduktion oder mehr Bewegung die Voraussetzungen für die innere Selbstorganisation zu schaffen.[9] Das ermöglicht zudem, dass der Einsatz von Medikamenten gesenkt werden kann (siehe auch Kapitel 4, »Zurück ins Gleichgewicht«).

Gerade bei chronischen Erkrankungen hilft das alleinige Behandeln von Symptomen ohne die Berücksichtigung des gesamten Menschen in seiner Ganzheit aus Körper, Seele und Geist oft nicht weiter. Da Körper und Gehirn untrennbar miteinander verknüpft sind, können wir wie gesagt sowohl über Psyche und Bewusstsein auf den Körper und umgekehrt über den Körper auf seelische und mentale Prozesse einwirken. Und das bedeutet, dass sowohl körperorientierte Methoden als auch mentale Strategien unser physisches und psychisches Wohlbefinden beeinflussen können. Beide Wege können uns helfen, die Selbstheilungskräfte zu reaktivieren und Linderung, wenn nicht gar Heilung zu erzielen. Welche Ansätze es dazu geben kann, davon ist im weiteren Verlauf des Buches noch die Rede. Die Frage, die sich zunächst stellt, ist jedoch: Warum besinnen wir uns so selten auf unseren inneren Arzt und die Möglichkeiten, ihn zu aktivieren?

Herr Doktor, machen Sie das schnell wieder weg

So manche von uns werden diese Situationen kennen: Wir haben viel um die Ohren, und just da erwischt uns eine heftige Erkältung. Oder sie packt uns genau dann, wenn wir endlich einmal lockerlassen wollen: im Urlaub. Wir laufen in die Apotheke oder zum nächsten Arzt und hoffen, dass das Medikament, das wir in den Händen halten, vor allem eines bewirkt: dass Kopfschmerzen, triefende Nase und die bleierne Schwere schnell wieder weggehen, am besten sofort. Schließlich ist morgen dieser wichtige Präsentationstermin, oder der Urlaub dauert ja auch nicht ewig und will genossen werden. Bei Rücken-, Nacken- oder anderen Schmerzen gehen wir ähnlich vor: nur weg damit, und zwar so schnell wie möglich. Was ja auch niemandem zu verdenken ist. Sind die Schmerzen jedoch chronisch geworden, wissen wir nicht so richtig weiter. Wir konsultieren einen Arzt nach dem anderen, sie verschreiben uns Schmerzmittel, schieben uns in den Magnetresonanztomographen (MRT), setzen Spritzen oder schicken uns zu Krankengymnastik oder Massage. Das kann helfen, muss es aber nicht. Wenn nicht, ist unser Fazit: Das bringt ja alles nix. Und die Ärzte müssen auch passen. Bis wir auf jemanden treffen, der andere Fragen stellt, oder wir selbst nachdenklich werden.

Auch wenn diese Darstellung etwas vereinfacht ist und längst nicht allen Ärzten und Patienten gerecht wird, so steckt dahinter doch eine Grundhaltung, die wir fast alle kennen und mit der wir quasi aufgewachsen sind: dass es für jedes Problem schon eine Lösung in Form einer Operation, eines passenden Medikaments oder einer anderen medizinischen Behandlung geben wird. Wo kommt diese Haltung eigentlich her?

Alles ist machbar

Zurückführen lässt sie sich letztendlich auf ein Medizinverständnis, das sich mit Beginn der modernen naturwissenschaftlichen Medizin im 19. Jahrhundert entwickelt hat. Es war das Zeitalter der großen Entdeckungen, die neue Dimensionen in Diagnostik und Therapie eröffneten. Durch die Entwicklung der organischen Chemie, der experimentellen Physiologie oder der Bakteriologie, aber auch durch Errungenschaften wie die Entdeckung der Röntgenstrahlen 1895 wurde der Mensch immer »durchschaubarer«. Es konnte immer besser erkannt werden, wie und wo sich Krankheit abspielt und was sie zur Folge hat.

Der Blick von Wissenschaft und Medizin konzentrierte sich von da an auf die Pathogenese, das heißt die Frage nach den

Ursachen und der Entstehung von Krankheiten. Als größte Bedrohung galten damals die Infektionskrankheiten. Ein entscheidender Durchbruch auf dem Weg zum Verständnis von Krankheit und deren Bekämpfung war deshalb die Entdeckung der Krankheitserreger von Milzbrand, Tollwut, Cholera oder Tuberkulose durch Robert Koch und Louis Pasteur. Als Pasteur daraufhin die ersten Impfstoffe entwickelte, entsprach das einer kleinen Mondlandung. In Wissenschaft und Medizin herrschte Aufbruchstimmung: Waren die Verursacher von Krankheiten erst erkannt, würde es auch gelingen, sie gezielt zu bekämpfen. Ermöglicht werden sollte das durch neue Technologien, die Entwicklung neuer Wirkstoffe auf der Basis bahnbrechender Entdeckungen oder mit Hilfe von Operationen, die durch die Einführung der Hygiene und die Entwicklung der Narkose in immer größerem Umfang durchgeführt werden konnten.

»Man glaubte wirklich«, so Gerd Nagel, »man kriegt alle Krankheiten in den Griff. Und das hat das Augenmerk der Medizin weg von dem Patienten ganz auf die Krankheit gerichtet.«

Diese Euphorie setzte sich im 20. Jahrhundert fort. Immer ausgefeiltere Techniken zur Diagnostik und Therapie unterschiedlichster Erkrankungen wurden entwickelt, zum Beispiel das Elektrokardiogramm (EKG) und die Sonographie (Ultraschall), die Chemotherapie zur Behandlung von Krebs wie auch Hightech-Operationsmethoden. In den sechziger Jahren war man überzeugt, durch die Entwicklung weiterer Impfstoffe wie auch von Penicillin beziehungsweise Antibiotika das Kapitel lebensbedrohlicher Infektionskrankheiten schließen zu können. Aids, das lebensgefährliche Ebola-Fieber und andere tödliche Infektionskrankheiten sollten uns später eines Besseren belehren.

Der Medizin des 19. Jahrhunderts lag ein mechanistisches Denkmodell zugrunde, das sich noch heute auswirkt. Von Descartes war das Bild vom Organismus als Maschine übernommen worden, das er in seinem *Traktat über den Menschen* entwickelt hatte. Den Menschen als Maschine zu betrachten implizierte, dass Krankheiten als Defekte im Körper erklärt wurden, die zu erkennen und dann zu beheben waren. Um das zu erreichen, musste die Ursache gefunden werden, wie zum Beispiel ein Bakterium, das die Lunge befällt.

Im 20. Jahrhundert wurde die mechanistische Sichtweise, dass ein bestimmter Faktor zu einer Krankheit führt, als eindimensional erkannt. Heute gehen wir davon aus, dass Krankheiten sehr komplexe Phänomene mit vielfältigen Ursachen sind. Einfluss haben unter anderem die Umwelt, die Psyche, genetische Faktoren, aber auch unser Umfeld und unser Lebensstil. Doch das Ursache-Wirkungs-Modell herrscht – wenn auch in abgewandelter Form – weiter vor. Der Blick richtet sich nach wie vor im Besonderen auf die Entstehung von Krankheiten und deren Verläufe, um dann in den Behandlungen ihre äußeren Anzeichen, die Symptome, zu bekämpfen oder einzelne Organfunktionen, die beeinträchtigt sind, möglichst wiederherzustellen. Tieferliegenden Ursachen, die bei jedem Einzelnen variieren können, wird im Praxisalltag dabei häufig nicht auf den Grund gegangen.

Die weiter zunehmende Spezialisierung und Technisierung in der Medizin trägt diesem Verständnis Rechnung. Das zeigt sich unter anderem an den Universitätskliniken, die sich in den letzten Jahren zu Hochburgen der Hightech-Medizin entwickelt haben.

Wie oft sitzen wir bei niedergelassenen Spezialisten für das Herz, den Magen, den Rücken oder die Lunge, werden mittels modernster Technik diagnostiziert und stehen kurz darauf mit einem Medikament in der Hand, den Wirkstoffen einer Spritze im Körper oder mit einer Verordnung für eine weiterführende Behandlung wieder vor der Tür. Die meisten Patienten erwarten zunächst auch nichts anderes, denn wir erhoffen oft ja genau das von der Medizin: dass sie schnell und ohne dass wir selbst viel dafür tun müssen, Effekte erzielt. In solchen Situationen betrachten auch wir unseren Körper wie eine Maschine, vergleichbar einem Auto, das wir in die Werkstatt bringen. Irgendetwas stimmt nicht, vielleicht ist ein Loch im Auspuff, der Vergaser tut es nicht richtig, oder der Motor stottert. Hauptsache, der Fehler ist rasch gefunden und behoben. Schließlich wollen wir schnell wieder losbrausen.

»Wir geben kollektiv die Verantwortung für unsere Gesundheit ab und delegieren sie an das Gesundheits-, Pardon, Krankheitssystem unserer Gesellschaft«,[10] erklärt Harald Walach, Professor für Forschungsmethodik komplementärer Medizin und Heilkunde an der Europa-Universität Viadrina in Frankfurt an der Oder. Die Errungenschaften der modernen Medizin leisten dieser Erwartung Vorschub. Selbstverständlich möchte sie auch niemand missen, zumal das Maschinenparadigma in vielen Fällen sehr gut funktioniert, vor allem dann, wenn tatsächlich »Reparaturmaßnahmen« vorgenommen werden müssen. Auch hilft uns das immer umfassendere Wissen darüber, was Krankheiten verursachen kann, wie Krankheiten verlaufen und wie sie diagnostiziert werden können, dabei, gegen sie vorzugehen. Impfstoffe, auch wenn um sie bisweilen erhitzte Debatten geführt werden, haben Pocken und Kinderlähmung in Vergessenheit geraten lassen. Die Akutmedizin rettet täglich unzählige Leben, etwa wenn wir einen Unfall hatten, bei Herzstillstand oder bei einem Darmverschluss. Heute gibt es die Möglichkeit, Organe zu transplantieren, neue Herzklappen, Hüftgelenke oder künstliche Darmausgänge einzusetzen. All diese Maßnahmen können unser Leben verlängern oder – wie zum Beispiel im Fall orthopädischer Operationen – unsere Lebensqualität steigern. Die Forschung ermöglicht es, immer tiefer ins Detail vorzudringen, um Prozesse im Organismus darzustellen. Jede Zelle, jedes Gen und jeder noch so kleine Hirnbereich werden unter die Lupe genommen.

Das hat aber auch seine Kehrseite, denn es besteht dabei die Gefahr, den Menschen in seiner Gesamtheit – und das heißt auch mit seiner ganz individuellen Lebensgeschichte, seinem Umfeld und seinem Denken, Fühlen und Verhalten – aus den Augen zu verlieren.

Als die Selbstheilungskräfte in Vergessenheit gerieten

Die pathogenetische Sicht der Dinge, die unsere konventionelle Schulmedizin auch heute noch weitgehend bestimmt, impliziert, dass gegen eine bestimmte Krankheit ein oder mehrere gezielt eingesetzte Medikamente oder operative Maßnahmen wirksam sind. Die bahnbrechenden Errungenschaften der letzten beiden Jahrhunderte haben die Erwartung, dass es für jedes Problem eine direkte Lösung geben sollte, immer weiter steigen lassen, und zwar bei Medizinern wie auch Patienten. Umso schwerer wiegt es, wenn – wie bei chronischen Erkrankungen – keine schnellen und effizienten Lösungen gefunden werden können. Denn hier greift dieser Ansatz häufig zu kurz. Wo genau die Ursache einer chronischen Erkrankung liegt, lässt sich oft gar nicht bestimmen, da sie aus einem Wechselspiel verschiedener Faktoren heraus entsteht.

Da hilft es meist nicht, nur das einzelne Organ, die Wirbelsäule oder das Knie zu betrachten, sondern das Zusammenspiel von Geist, Psyche, Körper und Umfeld des Patienten einzubeziehen. Gerade bei chronischen Erkrankungen bietet es sich an, den Blick wieder verstärkt auf das zu richten, was neben medizinischen Behandlungen dazu beitragen kann, Gesundungsprozesse in Gang zu setzen: auf die eigenen Ressourcen des Patienten, mit deren Hilfe der innere Arzt reaktiviert werden kann. Der Praxisalltag, der von Zeitdruck geprägt ist, und ein Abrechnungssystem, das intensivere Gespräche mit Patienten kaum zulässt, stehen dem jedoch entgegen.

Oft wirkt bei den Ärzten aber auch das Maschinenzeitalter nach. »Man war im 20. Jahrhundert so begeistert von dem Fortschritt in Bezug auf die Krankheitstherapie«, erklärt Gerd Nagel, »dass die Selbstheilung in den Hintergrund getreten ist und schließlich auch häufig vergessen wurde.« Selbstheilungsprozesse erschienen im Vergleich zum »starken Medikament« als das eher schwache Element. Und das ist auch heute noch der Fall.

Oftmals werden aber auch wir Patienten erst dann, wenn über lange Zeit nichts geholfen hat oder wir mit einer potenziell tödlichen Diagnose konfrontiert werden, aufmerksam und suchen nach anderen Lösungen als der schnellen Pille oder Spritze. In diesen Momenten beginnen wir uns und den Arzt zu fragen: Gibt es nicht noch andere oder zusätzliche Wege? Und: Wie kann ich denn selbst dazu beitragen, wieder gesund zu werden? Treffen wir dabei auf einen Arzt, Behandler oder Therapeuten mit offenen Ohren, der zudem den Blick vom Organ oder der Wirbelsäule auf den ganzen Menschen richtet, kann die gemeinsame Suche nach möglichen ergänzenden Lösungswegen beginnen, um wesentlich nachhaltiger Linderung oder je nach Krankheitsbild sogar Heilung zu bewirken.

»Diese ganze Entwicklung des letzten Jahrhunderts«, so Gerald Hüther im Interview, »ist eine sehr unglückliche. Jetzt fangen wir plötzlich an zu begreifen, dass wir keine Maschinen sind, sondern lebendige Wesen mit Intentionen, Bedürfnissen, Wünschen und Sehnsüchten. Und wenn sie nicht erfüllt werden, werden wir krank. Wir sollten versuchen, den Menschen als das zu begreifen, was er ist: ein Wesen, das von der Natur mit der Fähigkeit ausgestattet ist, gesund zu werden. Diese Mechanismen sollten wir stärken, doch im Maschinenzeitalter ist uns das alles abhandengekommen. Heute beginnen wir, das wiederzuentdecken.«

Ein umfassender Paradigmenwechsel hat in der Medizin indes noch nicht stattgefunden. Doch besinnen sich mehr und mehr Ärzte, Therapeuten und auch die Patienten selbst zurück auf die Reaktivierung der in uns angelegten Selbstheilungskräfte.

Bei der in der Medizin vorherrschenden Konzentration auf das, was uns krank macht, bleibt häufig eines außen vor: die Frage, was uns denn eigentlich gesund erhält und wie wir dieses Wissen nutzen können. Denn: Warum haben beispielsweise Menschen, die trotz ihrer MRT- oder Röntgenbefunde erhebliche Schäden an der Wirbelsäule aufweisen, keinerlei Beschwerden, andere aber, bei denen keine Veränderungen nachgewiesen werden können, leiden unter heftigsten Schmerzen? Warum werden einige Menschen krank, wenn sie rauchen oder aber massiven Belastungen ausgesetzt sind, andere aber nicht? Was ist überhaupt Krankheit und Gesundheit? Sind wir entweder in dem einen oder dem anderen Zustand?

2

Noch gesund oder schon krank?

Die andere Sicht der Dinge

Wer kennt nicht Altbundeskanzler Helmut Schmidt mit einer Zigarette in der Hand? Viele werden sich noch an die TV-Gesprächsrunden in den sechziger bis hinein in die achtziger Jahre erinnern, in denen er und andere Prominente von Rauchschwaden derart eingehüllt waren, dass man sie kaum noch erkennen konnte. Auch als es gerade für Menschen mit Vorbildfunktion längst als verpönt galt, sich in der Öffentlichkeit mit Zigarette zu zeigen, setzte Schmidt seine Gewohnheit fort. So mancher – egal ob Raucher oder Nichtraucher – freut sich insgeheim über sein Selbstbewusstsein und seine Entspanntheit, die potenzielle Gefahr durchaus im Auge. Noch heute steht Helmut Schmidt dazu, Raucher zu sein. Warum aber – und diese Frage stellt sich natürlich, Entspanntheit hin oder her – konnte er trotz seines vermutlich ausgiebigen Zigarettenkonsums ein so hohes Lebensalter erreichen, wo doch die Zusatzstoffe im Tabak als ein zentraler Risikofaktor für so manche tödliche Krankheit gelten? Wir wissen schließlich ebenso, dass es längst nicht alle so lange schaffen wie Helmut Schmidt. Auch bei Mick Jagger, der ein sehr exzessives und sicherlich äußerst anstrengendes Leben geführt hat, kann man sich fragen, wie es ihm eigentlich gelingt, immer noch so jugendlich über die Bühne zu tanzen. Haben die beiden einfach Glück gehabt?

Oder was könnte dazu beigetragen haben, dass sie trotz all der schädlichen Einflüsse gesund geblieben sind?

Der Medizinsoziologe Aaron Antonovsky war einer der Ersten, die vor über vierzig Jahren die klassische Frage in der Medizin »Warum werden Menschen krank?« umkehrten und wissen wollten: »Was erhält uns eigentlich gesund?« Im Jahr 1970 geschah etwas, das zu einer absoluten Kehrtwende in seiner Arbeit führte, wie er später erklärte.[1] Damals arbeitete der in den USA geborene und nach Israel emigrierte Wissenschaftler russisch-jüdischer Abstammung an der School of Medicine der Ben-Gurion University of the Negev. Schon zu Beginn seiner Karriere hatte sich Antonovsky mit der aufkommenden Stressforschung und speziell damit beschäftigt, wie sich Stress auf die Gesundheit auswirken kann.

Er war mitten in der Analyse von Daten einer Untersuchung, in der er herausfinden wollte, wie sich die Wechseljahre auf Frauen verschiedener ethnischer Gruppen in Israel auswirkten. Teilnehmende dieser Gruppen waren 1939 zwischen 16 und 25 Jahre alt gewesen. Aus einem Grund, den er sich später selbst nicht mehr erklären konnte, hatte das Forschungsteam die Frage gestellt, ob sich die Frauen in einem Konzentrationslager aufgehalten hatten. Wie von den Wissenschaftlern erwartet, waren weitaus mehr derjenigen Frauen bei guter psychischer Gesundheit, die nicht im Konzentrationslager gewesen waren. Es stand 51 Prozent zu 29 Prozent. Was die körperliche Gesundheit betraf, waren die Daten ähnlich.

Doch Antonovsky war wie elektrisiert: »Den absolut unvorstellbaren Horror des Lagers durchgestanden zu haben, anschließend jahrelang eine deplatzierte Person gewesen zu sein und sich dann ein neues Leben in einem Land neu aufgebaut zu haben, das drei Kriege erlebte … und dennoch in einem angemessenen Gesundheitszustand zu sein!«[2] Normalerweise hätte kein Forscher diesen 29 Prozent Beachtung geschenkt. Antonovsky aber hatte einfach eine ungewöhnliche Frage gestellt, die eine völlig neue Betrachtungsweise ermöglichte. Fortan richtete er seine ganze Aufmerksamkeit und Forschungstätigkeit darauf, das Geheimnis zu lüften, wie es Menschen schaffen, trotz hoher Belastungen durch äußere Einflüsse – ob in Form von Viren, Bakterien oder Giften, körperlichen oder psychischen Beanspruchungen – gesund zu bleiben. Worauf können Menschen wie die Frauen, die trotz Konzentrationslager gesund geblieben sind, oder auch Raucher, die keine Krankheit davontragen, zurückgreifen?

Auf der Basis dieser Fragestellungen entwickelte er das Konzept der sogenannten Salutogenese*, das er erstmals im Jahr 1979 veröffentlichte. Die Ergebnisse seiner darauffolgenden Untersuchungen fasste er 1987 in einem Buch zusammen, das 1997 schließlich auch in deutschsprachiger Fassung erschien. Die Salutogenese hat seitdem die Gesundheitswissenschaften, die Prävention und Gesundheitsförderung, aber auch viele Behandlungs- und Therapieansätze beeinflusst. Antonovsky ging es darum, der Fixierung auf die Entstehung von Krankheiten (Pathogenese) eine andere Perspektive gegenüberzustellen, das heißt nicht, die Pathogenese zu ersetzen, sondern beide Blickrichtungen miteinander zu verknüpfen. Eine Medizin, die sich nur auf die Entstehung und Bekämpfung von Krankheiten konzen-

---

* Der Begriff »Salutogenese« ist gebildet aus dem lateinischen Wort *salus* für »Heil, Gesundheit« und dem griechischen *génesis* (»Ursprung, Entstehung«). Die »Pathogenese« geht auf das griechische Substantiv *páthos* (»Leiden, Schmerz, Krankheit«) zurück.

triert, kann dem Menschen, in dem sich Krankheit abspielt, nicht gerecht werden, davon war er überzeugt. Sie allein kann nicht dazu beitragen, die Gesundheit zu verbessern. Auch Statistiken über die gesundheitlichen Auswirkungen von Risikofaktoren helfen nicht wirklich weiter. Immer gibt es Menschen, die trotz einer Anhäufung von Risikofaktoren wie beispielsweise Fettleibigkeit, mangelnde Bewegung und erhöhter Blutdruck prognostizierte Krankheiten wie Schlaganfall oder Herzinfarkt *nicht* entwickeln. Was also steckt genau hinter dem Salutogenese-Modell? Und was kann dazu beitragen, gesund zu bleiben?

Gesundheit und Krankheit – immer im Fluss

Anders als in der klassischen Denkweise in der Medizin ging Antonovsky nicht davon aus, dass Gesundheit ein relativ statischer Zustand ist, der hin und wieder durch äußere Einflüsse gestört wird, so dass Krankheit entsteht. Vielmehr war er überzeugt davon, dass sich unser Organismus in einem stetigen Ungleichgewicht (Heterostase) befindet, weil wir uns permanent mit Reizen, Herausforderungen und »Angreifern« auseinandersetzen müssen, den sogenannten Stressoren. Antonovsky nahm an, dass wir nie ganz gesund oder krank sind, sondern uns immer zwischen den beiden Polen Gesundheit und Krankheit bewegen. Mal befinden wir uns mehr in der Nähe des einen, mal mehr in der Nähe des anderen Pols. Diese Betrachtung von Gesundheit und Krankheit prägt die Salutogenese bis heute. Unser Organismus, der die Fähigkeit besitzt, sich selbst zu regulieren, ist unentwegt damit beschäftigt, den inneren und äußeren Einflüssen etwas entgegenzusetzen. So hält er sich in einer Art veränderlicher Balance – bis wir dann doch irgendwann sterben. Denn Altern und Zerfall gehören, wie Antonovsky betont, zum Leben einfach dazu.

Diesen Prozess verglich er mit einem Fluss, in dem wir unser Leben lang schwimmen. Seinem Verständnis zufolge gehen wir nie sicher am Ufer entlang, sondern kämpfen mit Stromschnellen, gefährlichen Strudeln oder Verschmutzungen. Die klassische, auf die Krankheit konzentrierte Medizin würde versuchen, Ertrinkende aus den Stromschnellen zu retten. Die Salutogenese aber beschäftigt sich mit der Frage, wie wir gute Schwimmer werden und uns damit mehr in Richtung Gesundheit bewegen. Ob wir gerade eher gesund oder krank sind, ergibt sich dann zum einen daraus, wie gefährlich die Stromschnellen oder Strudel sind, und zum anderen, wie gut wir schwimmen können.[3] Die Anforderungen im Fluss sind nicht per se schädigend, es kommt vielmehr darauf an, was wir ihnen entgegensetzen. Was aber hilft uns dabei, mit den Herausforderungen klarzukommen?

Entscheidend ist für Antonovsky zunächst einmal, dass uns grundlegende innere und äußere Ressourcen zur Verfügung stehen. Zu diesen »generalisierten Widerstandsressourcen« zählt er unter anderem Ichstärke, Selbstvertrauen, Wissen und Intelligenz, zudem materielle Sicherheit, gesellschaftliche Stabilität und Unterstützung von anderen in unserem direkten Umfeld.[4] Diese Ressourcen bieten uns quasi den Rückhalt und die Basis, um mit Problemen konstruktiv umzugehen, selbst auf Ereignisse Einfluss zu nehmen und uns nicht unter- oder überfordert zu fühlen. Je mehr dieser grundlegenden Ressourcen vorhanden sind und je häufiger wir, während wir heranwachsen, die Erfahrung machen,

Herausforderungen aktiv bewältigen zu können, desto stärker bildet sich eine innere Überzeugung heraus, die Antonovsky als »Kohärenzgefühl« bezeichnet, also ein Gefühl von »Zusammenhang«. Und genau diese innere Haltung kann Einfluss darauf haben, wie wir durch den Fluss unseres Lebens schwimmen und ob wir uns mehr in Richtung Krankheit oder Gesundheit bewegen.

Ein starkes Kohärenzgefühl zu haben bedeutet demnach, dass wir Ereignisse in unserem Leben nachvollziehen und verstehen können, dass wir überzeugt sind, sie mit unseren eigenen inneren und äußeren Kräften bewältigen zu können, und dass wir ihnen einen Sinn oder eine Bedeutung beimessen. Kurz: Es ist das grundlegende Vertrauen darin, dass die Dinge sich gut entwickeln werden und wir etwas dafür tun können.[5] Menschen, die das Leben grundsätzlich als verstehbar, handhabbar und bedeutsam wahrnehmen, fühlen sich nicht so schnell überfordert oder ausgeliefert. Was aber bedeutet das konkret?

Auf die inneren und äußeren Kräfte vertrauen

Das, was Antonovsky als »Kohärenzgefühl« bezeichnet, betrifft unsere Haltung gegenüber dem Leben und uns selbst. Menschen mit diesem inneren Grundgefühl empfinden das Leben insgesamt als sinnstiftend, oder aber bestimmte Lebensbereiche liegen ihnen besonders am Herzen und haben eine große Bedeutung für sie. Das können die Familie, die Arbeit, Freundschaften oder auch der Einsatz in der freiwilligen Feuerwehr sein, nicht zuletzt ein besonderes Interesse oder Hobby. Sie können im besten Fall auch Krisen einen Sinn abgewinnen, ihnen Bedeutung beimessen und sind vor allem davon überzeugt, dass es sich lohnt, Energie einzusetzen, um die Einbrüche zu bewältigen. Steht beispielsweise eine schwere Operation an, ist eine Beziehung beendet oder der Arbeitsplatz verloren, lassen sie sich nicht so schnell entmutigen. Ausgestattet mit einem inneren Vertrauen, sind sie sich ihrer Ressourcen bewusst, die sie einsetzen können, um die Wechselfälle des Lebens zu meistern. Vor diesem Hintergrund erscheinen Belastungen und Anforderungen dann auch nicht nur als Last, sondern als Herausforderung, die angenommen werden kann.

Auch greifen sie auf Unterstützung von außen zurück. Sie gehen beispielsweise zum Arzt, wenn sie Beschwerden haben, suchen Therapeuten, die ihnen weiterhelfen können. Sie bitten Familie und Freunde um Unterstützung, wenn sie allein nicht zurechtkommen. Oder sie beten zu Gott und geben sich damit Kraft. Denn auch Gott kann als Ressource empfunden und genutzt werden.

Kurz: Sie stecken den Kopf nicht in den Sand, erleben sich nicht als Opfer und schauen nach vorn. Stress nehmen sie zwar als vorübergehenden Spannungszustand wahr, können aber geeignete Bewältigungsstrategien auswählen, um ihm zu begegnen. Diese Strategien können auch darin bestehen, sich bestimmten Situationen ganz bewusst nicht auszusetzen, entsprechend dem Motto: Das tue ich mir nicht an. Ob Stress und Belastungen zu Krankheit führen, kann somit auch davon abhängen, wie wir Situationen bewerten und wie wir auf sie reagieren (siehe Kapitel 3, »Der moderne Löwe«).

Allerdings hat kein Mensch ständig Lösungen parat und meistert jede schwierige Situation vorbildlich. Der »Alles-ist-machbar-Mensch«, der glaubt, alles zu verstehen, alles im Griff zu haben, und keinerlei Zweifel kennt, ist nicht gemeint und auch nicht das Ziel. Denn wenn den Menschen, die eine solche Haltung vorgeben, dann doch irgendwann etwas Unvorhersehbares, Erschütterndes passiert, kann das Kartenhaus schnell zusammenbrechen, weil sie nicht in der Lage sind, sich an diese Situationen anzupassen und flexibel zu reagieren. Ein authentisches Kohärenzgefühl entspricht vielmehr einer inneren Haltung, die wir uns im Laufe unseres Lebens aneignen und die uns ermöglicht, geeignete Ressourcen im passenden Moment einzusetzen. Es kann uns über so manche Hürde helfen, entspricht jedoch nicht ewigem Glück und dem goldenen Schlüssel zu perfekter Lebensführung oder glänzender Gesundheit. Schwierige Situationen, Krisen und Schicksalsschläge gehören zum Leben, und sie gehen mit Trauer, Angst, Schmerz und Traurigkeit einher. Die Frage ist eben nur, wie wir dauerhaft mit ihnen umgehen.

Judith Steffen, eine Freundin und ehemalige Kollegin, ist für mich ein beeindruckendes Beispiel dafür, was es bedeutet, mit schwierigen Situationen konfrontiert zu sein und sich dennoch nicht aus der Bahn werfen zu lassen.

Pilotin des eigenen Lebens

Judith Steffen (50) ist Sozialpädagogin und arbeitet bei einem sozialen Träger. Sie ist seit zwanzig Jahren verheiratet, liebt es, Auto zu fahren, lacht gern und viel und weiß die schönen Momente des Lebens zu genießen. Vor allem aber weiß sie, was es heißt, mit Belastungen und Rückschlägen umzugehen. All das hört sich belanglos, ja fast banal an, doch Judith kann weder stehen noch gehen und ist auf einen elektrischen Rollstuhl angewiesen. Selbständig zu essen gelingt ihr nur sehr eingeschränkt, denn einen Löffel oder eine Gabel zu halten ist anstrengend für sie – irgendwann erlahmen die Arme. Eine Tasse oder ein Glas an den Mund zu führen ist unmöglich, da sie sie nicht greifen kann. Bei alldem braucht sie Hilfe.

Judith ist aufgrund eines Sauerstoffmangels während ihrer Geburt mit einer Tetraspastik zur Welt gekommen. Das bedeutet, dass sich ihre gesamte Muskulatur in einem permanenten Spannungszustand befindet, wovon anfangs auch ihre Speiseröhre betroffen war. Die Ärzte schickten die Mutter mit dem Neugeborenen nach Hause und gaben ihr die Empfehlung mit auf den Weg, es dort in Ruhe sterben zu lassen. Sie könnten nichts mehr für Judith tun. Niemals würde sie in der Lage sein, Nahrung zu sich zu nehmen. Die Mutter tat, wie ihr geheißen, doch eines machte sie nicht: aufgeben.

»Meine Mutter und ich haben gemeinsam gekämpft«, so Judith. »Immer und immer wieder versuchte sie, mir etwas in kleinsten Portionen einzuflößen. Bis es dann tatsächlich klappte und ich anfing zu schlucken, vergingen Wochen. Es ging sehr, sehr langsam. Aber es ging.« Judith hatte überlebt. »Ich glaube, dass ich damals einen Kampfgeist entwickelt habe, der mich bis heute prägt.«

Das zweite und dritte Lebensjahr verbrachte sie in einem Gipskorsett, um die Spastik in den Beinen unter Kontrolle zu bekommen. Doch nach heutigem Wissensstand war das genau die falsche Behandlungsmethode, wie Ärzte viele Jahre später feststellten. Sie hätte die Chance gehabt, laufen zu lernen, das Korsett aber hatte das verhindert. Die Ruhigstellung von Rumpf und Beinen hatte bewirkt, dass ihre

Muskeln verkümmerten. Trotz späterer Physiotherapie und diverser Operationen, die mit langen Krankenhausaufenthalten verbunden waren, konnte Judith nie wieder selbständig stehen oder gehen.

Nach der Grundschulzeit, die sie in Sondereinrichtungen für Mehrfachbehinderte verbrachte, empfahl man ihrer Mutter, sie in einem Behindertenwohnheim unterzubringen. Die Mutter wollte sie lieber bei sich behalten, doch Judith kämpfte sich frei. Sie zog vom Land in die Stadt, besuchte eine Schule für Körperbehinderte und studierte später Sozialpädagogik. Mit neunzehn lernte sie ihren nichtbehinderten Mann kennen, mit dem sie bis heute zusammenlebt.

»Viele Behinderte, die seit ihrer Geburt ähnlich dran sind wie ich, hadern mit ihrem Schicksal«, sagt sie. »Ich habe mich nie als Behinderte gefühlt, da mir meine Familie einfach nicht das Gefühl gegeben hat, es zu sein.« Das Problem ist viel eher, dass andere sie als behindert und hilfsbedürftig wahrnehmen. »Du wirst als Frau mit einer Spastik häufig nicht für voll genommen; immer denken die Leute, du wärst auch geistig eingeschränkt. Das macht es nicht gerade leicht.«

»Aber«, so ergänzt sie, »ich bin mit einem großen Selbstbewusstsein ausgestattet, und deshalb komme ich damit klar.« Soweit es irgend möglich ist, nimmt Judith die Dinge selbst in die Hand. Als Kind träumte sie davon, Rennfahrerin zu werden – Behinderung hin oder her. Um sich größtmögliche Selbständigkeit zu verschaffen, ließ sie ihr Auto so umbauen, dass sie mit ihrem Rollstuhl direkt vor das Lenkrad fahren und den Wagen mit Hilfe spezieller Vorrichtungen selbst steuern kann. »Ich bin also in gewisser Weise doch Rennfahrerin geworden«, lacht sie. Finanzielle Unterstützung für den Umbau zu erwirken war allerdings wieder ein eigener Kraftakt für sich.

In Köln baute sie zusammen mit dem Deutschen Roten Kreuz vor dreißig Jahren ein einzigartiges Assistentinnensystem auf, um in einer ganz normalen Wohnung leben zu können. Studentinnen der Heilpädagogik begleiten und unterstützen sie und andere behinderte Menschen mehrere Stunden am Tag. Sie sind Judiths verlängerte Hände und helfen ihr bei allem, was sie nicht allein machen kann. So ist sie auch nicht ans Haus gefesselt, wenn ihr Mann arbeitet.

Die Behinderung selbst ist für Judith der Normalzustand: »Ich glaube, es ist viel schlimmer, erst später, zum Beispiel durch einen schweren Unfall, in eine solche Situation zu kommen.« Was ihr wesentlich mehr zu schaffen macht, sind die Folgen der Behinderung. Seit ihrer Kindheit musste sie sich unzähligen Operationen unterziehen, zum Beispiel an ihren Händen. Verdauungsprobleme fesselten sie fast vierzig Jahre lang stundenlang ans Haus. Der Darm arbeitete immer schlechter, bis er – während eines Krankenhausaufenthalts vor einigen Jahren – platzte und Judith Steffen nur knapp dem Tod entronnen ist. Seitdem feiert sie zweimal im Jahr Geburtstag. Kurz zuvor hatte sie einen Schlaganfall erlitten, auch ihn überstand sie fast folgenlos.

Judith Steffen hat nie mit ihrem Schicksal gehadert, und sie betont, dass sie niemanden dafür verantwortlich macht. Was hat sie über all die schwierigen Phasen in ihrem Leben getragen?

»Ich habe einen starken Glauben und das Gefühl, dass es schon seinen Sinn hat, wenn ich so zur Welt gekommen bin, wie ich bin.« All die gesundheitlichen Rückschläge und persönlichen Krisen warfen sie zurück, belasteten sie und machten ihr auch Angst. Dennoch verzagte sie nie. »Wenn es vorbei ist, schaue ich einfach nicht zurück, sondern immer nur nach vorn. Ich weiß auch nicht, wo ich diese Fähigkeit herhabe.«

Ressourcen, die geweckt werden wollen

Judith Steffen strahlt ein positives Lebensgefühl aus und hat eine Fähigkeit, mit den Widrigkeiten ihres Lebens umzugehen, die sehr viel Nähe zu dem hat, was Aaron Antonovsky »Kohärenzgefühl« nannte. Er war noch davon ausgegangen, dass sich dieses Gefühl bis zu einem Alter von etwa dreißig Jahren entwickelt und danach nicht mehr verändert. Neuere Forschungen zeigen jedoch, dass es im Verlauf des Lebens zunimmt und wir es sogar bis ins hohe Alter stärken und ausbauen können.[6] Andere Ansätze, die ebenfalls in den siebziger und achtziger Jahren entwickelt wurden, haben viele Gemeinsamkeiten mit der Salutogenese, so beispielsweise die Konzepte der Selbstwirksamkeitserwartung oder der psychischen Widerstandskraft (Resilienz).

All diese miteinander verwandten Theorien drehen sich im Kern um die Frage, welche inneren und äußeren Potenziale uns mit Herausforderungen im Leben besser umgehen lassen und wie wir sie stärken und für unser Wohlbefinden nutzen können. Ganz entscheidend scheint dabei zweierlei zu sein: zum einen, dass wir Lebensbereiche haben, die uns etwas bedeuten und das Leben mit Sinn erfüllen, zum anderen, dass wir die Erfahrung machen, in unserem Leben selbst etwas gestalten und bewirken zu können. Und genau diesen Erfahrungsschatz können wir selbst aktiv beeinflussen und ausbauen, indem wir uns beispielsweise fragen und bewusst machen: Was und wer gibt mir Kraft und Vertrauen? Wie kann ich meine inneren und äußeren Ressourcen nutzen, damit es mir beispielsweise im Krankheitsfall bessergeht? Und wie kann ich auch neue, zusätzliche Kraftquellen ausfindig machen, die mir ein positives Lebensgefühl vermitteln und mich in schwierigen Situationen stärken?

Die Salutogenese hat vor allem zu einem beigetragen: eine neue Denkrichtung anzustoßen, die den Patienten nicht nur mit seinen kranken, sondern auch mit seinen gesunden und gesundheitsfördernden Anteilen wahrnimmt. Selbstverständlich ist es wichtig, den Ursachen von Krankheiten auf den Grund zu gehen und geeignete Behandlungen in die Wege zu leiten. Wenn wir jedoch davon ausgehen, dass wir uns in einem Kontinuum von Krankheit und Gesundheit bewegen, bedeutet dies, dass immer gesunde Anteile vorhanden sind, auch wenn wir noch so krank sind.[7] Oder wie es der amerikanische Mikrobiologe und Meditationslehrer Prof. Dr. Jon Kabat-Zinn beschreibt: Solange wir noch atmen, ist in uns immer noch mehr gesund als krank.[8] Medizin- und Therapierichtungen, die von der Salutogenese beeinflusst sind, zielen genau darauf ab, die gesunden Anteile zu stärken. Diese Sichtweise kann gerade bei schwerer Krankheit eine Hilfe sein. Denn sie ermöglicht, sich nicht nur als krank zu erleben, sondern auch das Gesunde und die Ressourcen, die uns zur Verfügung stehen, bewusst wahrzunehmen. So können Hoffnung, Ermutigung und das Gefühl entstehen, selbst etwas beitragen zu können und der Krankheit nicht nur ausgeliefert zu sein. All das schafft in letzter Konsequenz gute Voraussetzungen dafür, dass die Selbstheilungskräfte wieder in Aktion treten können.

Das Modell der Salutogenese ist inzwischen weiterentwickelt und -erforscht worden. Den Beitrag des Kohärenzgefühls dazu, dass wir uns mehr in Richtung des gesunden Pols bewegen, konnten Untersuchungen mittlerweile bestätigen.[9] Der Rückschluss, wir würden allein dadurch, dass wir es fördern, auf direktem Wege wieder gesund werden, wäre allerdings vereinfacht. Unbestritten ist aber, dass das Kohärenzgefühl einer von verschiedenen zentralen Faktoren ist, die sich auf unser psychisches und körperliches Wohlbefinden auswirken.

Was Antonovsky damals noch als »Widerstandressourcen« bezeichnete, wird heute allerdings viel weiter gefasst. Er erweckte den Anschein, als ob wir unser Leben lang nur gegen Eindringlinge, Gefahren oder Stress kämpfen müssten und die Ressourcen allein diesem Widerstand beziehungsweise der Bewältigung dienten. Im Rahmen der Annahme, dass wir permanent von Stressoren bombardiert werden, ist das auch sinnvoll. Doch andererseits: Wo bleiben da Erholung und Entspannung, Genuss oder reine Lust? Tragen sie nicht auch zur Gesundheit bei?

Die Psychologin und Gesundheitsforscherin Prof. Dr. Alexa Franke hat das Modell der Salutogenese um genau diese Ressourcen erweitert. Potenziale, die eben nicht nur der Abwehr dienen, sondern die grundsätzlich positiv sind und dadurch, dass sie zu einem positiven Lebensgefühl beitragen, auf direktem Wege Gesundheit fördern können. Dazu zählt sie zum Beispiel Humor, Kunst, Sport, Liebe oder Genussfähigkeit. Alexa Franke überträgt diese Gedanken auf die Metapher des Flusses und wandelt sie entsprechend ab:[10] Zwar schwimmen wir in einem Fluss mit Stromschnellen und gefährlichen Wasserlebewesen, und wenn wir ihnen begegnen, müssen wir wachsam sein. Es gibt aber auch gemächliche Stellen, in denen wir nicht ums Überleben kämpfen, sondern uns treiben lassen oder uns vergnügen können. All das diene der Entspannung und Erholung und reaktiviere auch die Bewältigungsressourcen.

»Es macht aber auch einfach Spaß, steigert die Lebensfreude und Lebensqualität und fördert damit die Gesundheit. Von der Quelle bis zur Mündung hat der Fluss einen wechselhaften Verlauf, und es ist wichtig zu erkennen, wann es zu kämpfen gilt und wann Erholen und Genießen im Vordergrund stehen.«[11]

Beides – Ressourcen, mit denen wir Anforderungen bewältigen, und solche, die uns einfach guttun – hilft uns, gesund zu bleiben und gesund zu werden.

Die Forschung beschäftigt sich immer ausgiebiger mit der Frage, inwieweit gerade positive Ressourcen wie auch unsere innere Haltung und unsere Art, zu fühlen, zu denken und zu handeln, direkt unser psychisches und körperliches Wohlbefinden und auch Heilungsprozesse beeinflussen können. Die Forscher richten dabei den Blick unter anderem auf positive Gedanken und Gefühle, Beziehungen zu anderen Menschen, Anerkennung oder Spiritualität, aber auch auf Entspannung, Achtsamkeit oder Muße (siehe die Kapitel 5, »Die Macht des Geistes«, oder 8, »Das gutgelaunte Gehirn«). Unser Schatz an Ressourcen, den wir in uns tragen, den wir aber auch in unserem Umfeld zum Beispiel durch Freunde, Familie oder im Beruf vorfinden, ist unermesslich groß und sehr individuell. Wir müssen ihn nur ausgraben.

Wie wichtig insbesondere das Empfinden von Lebenssinn und Selbstwirksamkeit für das eigene Wohlbefinden ist, zeigen überraschenderweise Studien, die sich den Allerältesten unter uns widmen: den Hundertjährigen. Überraschend deshalb, weil die Gesundheit in diesem hohen Alter meistens stark eingeschränkt ist und man eher erwarten würde, dass gerade das Gefühl, das Leben selbst aktiv gestalten und beeinflussen zu können, nur noch gering ausgeprägt ist. Doch weit gefehlt, wie die Altersforschung zeigt.

Immer mehr Wissenschaftler beschäftigen sich weltweit mit unseren ältesten Mitbürgern. Einer der Hauptgründe dafür ist, dass die demographische Entwicklung in Zukunft erstaunlich viele Hundertjährige erwarten lässt und sich die Länder darauf einstellen müssen, entsprechende Versorgungssysteme aufzubauen. Nach einer Einschätzung der Vereinten Nationen aus dem Jahr 2002 gab es im Jahr 1900 kaum Menschen, die hundert Jahre alt wurden. 2000 waren es allein in Deutschland bereits 7200 Personen, und für 2050 werden zirka 115 000 Menschen dieses Alters erwartet.

Wie aber schätzen Hundertjährige ihr Wohlbefinden, ihre Lebensqualität und ihre Situation ein? Diesen Fragen ist ein Forschungsprojekt aus dem deutschsprachigen Raum nachgegangen, die sogenannte »Erste Heidelberger Hundertjährigen-Studie«. Die Ergebnisse der Befragung von 91 Hochaltrigen in den Jahren 2000 und 2001 sind erstaunlich, insbesondere vor dem Hintergrund ihres körperlichen Zustands. Nur neun Prozent der Heidelberger Hundertjährigen waren in der Lage, ein selbständiges Leben zu führen. Ressourcen, die helfen, im alltäglichen Leben zurechtzukommen, waren bei ihnen stark eingeschränkt. Dazu gehört unter anderem die Gesundheit selbst und damit die Möglichkeit, sich ohne große Probleme zu bewegen und selbst zu versorgen. Die meisten der befragten Hundertjährigen litten unter mehreren stark beeinträchtigenden Erkrankungen gleichzeitig, unter anderem des Bewegungsapparates und des Herz-Kreislauf-Systems. 52 Prozent waren zudem dement, aber immerhin die andere Hälfte nicht. Auch Ressourcen aus dem gewohnten Lebensumfeld waren nur noch spärlich vorhanden: Wer ein derart hohes Alter erreicht, hat fast alle Verwandten, Freunde, den Ehepartner und sogar die eigenen Kinder überlebt.

Das Erstaunliche ist jedoch, dass die meisten Hundertjährigen trotz all der Einschränkungen angaben, sich wohl zu fühlen und mit ihrem Leben zufrieden zu sein.[12] Sie verzagten also keineswegs angesichts der extremen Einschränkungen ihrer Gesundheit und Selbständigkeit. Ganz im Gegenteil: Sie fühlten sich genauso glücklich wie früher und unterschieden sich im Grad ihrer Zufriedenheit nicht einmal von Personen in einem Alter von vierzig oder sechzig Jahren.[13] Wie ist das zu erklären? Und: Wer hätte das gedacht? Würden wir nicht eher erwarten, dass ein Leben mit gleich mehreren belastenden Krankheiten und ohne die Möglichkeit, die alltäglichen Dinge noch selbst regeln zu können, wenig lebenswert ist?

Was die Hundertjährigen auszeichnete, die zufrieden und glücklich zu sein angegeben hatten, waren vor allem psychologische Stärken. Wie auch andere Studien bestätigen, empfinden die Ältesten einen starken Lebenssinn und -willen. Sie sind optimistisch und nach wie vor überzeugt, trotz aller Einschränkungen selbst noch etwas ausrichten zu können und Einfluss auf ihr Leben zu haben. Auch Problemen und Herausforderungen stellen sie sich selbstbewusst und verfügen über gutfunktionierende Strategien, sie zu meistern. Vor allem diejenigen, die gern mit anderen Menschen zusammen sind, haben die Überzeugung, selbst noch etwas bewirken zu können. Und genau das gibt ihnen Kraft.

»Möglicherweise erfahren sie im Rahmen dieser sozialen Begegnungen Anerkennung für ihre Lebensleistungen und das Erreichen ihres hohen Alters, was sich wiederum positiv auf ihr Wohlbefinden auswirkt«, so die Psychologen Dr. Christoph Rott und Prof. Dr. Daniela Jopp, die die Studie leiteten.[14] Je größer das Netz aus Freunden, Bekannten oder Familienmitgliedern, desto größer ist auch ihr Optimismus. All die Einschränkungen, mit denen sie leben müssen, treten zurück hinter einer positiven Lebenseinstellung und dem Vertrauen auf die eigene Fähigkeit, das Leben zu managen, so weit es noch möglich ist. Und: Die Beschränkungen werden durch diese Stärken sogar ausgeglichen, wie Jopp und Rott schlussfolgern.

Auch wenn die Forscher das Kohärenzgefühl nicht explizit im Blick hatten, erscheint die Nähe zwischen dieser inneren Einstellung und den in der Studie beschriebenen psychologischen Stärken doch offenkundig. In einer Folgestudie, die noch nicht abgeschlossen ist, wollen die Wissenschaftler nun unter anderem herausfinden, ob noch andere psychologische Stärken zu dem überraschend guten Befinden der Hochaltrigen beitragen.

Können wir von den Hundertjährigen lernen, glücklich und zufrieden zu altern? Was aber hat sie so alt werden lassen? Bislang hat die Wissenschaft das Geheimnis der Ältesten noch nicht lösen können. Verbesserte Lebensumstände, Hygiene, medizinischer Forschritt, Pflege- und Versorgungsleistungen, die heute für uns selbstverständlich sind –

all das trägt mit dazu bei, dass wir immer älter werden. Aber auch eine gesunde Lebensführung, das heißt unter anderem die Art, wie wir uns ernähren und bewegen. Darauf weisen Forschungen wie die auf der japanischen Inselgruppe Okinawa hin, die die »Insel der Hundertjährigen« genannt wird, da hier ungewöhnlich viele Hochaltrige leben. Zudem sind Wissenschaftler auch der Bedeutung, die unsere Gene für das Erreichen eines hohen Alters spielen, auf der Spur. Die Faktoren, die ein hohes Alter begünstigen können, sind jedoch zu vielfältig und auch individuell, als dass *die* eine entscheidende Erklärung dafür gefunden werden könnte.

Interessant erscheint aber gerade die Frage, inwieweit psychosoziale Einflüsse daran beteiligt sind, ob wir ein biblisches Alter erreichen oder nicht: unsere Lebenseinstellung und innere Gestimmtheit, die Stärke psychischer Widerstandskraft, unsere Art, zu denken und zu fühlen, wie auch zwischenmenschliche Beziehungen und Erfahrungen. Betrachtet man die Ergebnisse neuerer Forschungen, die sich solchen Faktoren widmen – wohlgemerkt bei Menschen *unter* hundert Jahren –, spricht vieles dafür, dass sie nicht nur eine wichtige Rolle dabei spielen, wie wir uns in hohem Alter fühlen, sondern auch dabei, ob wir es überhaupt erreichen.

Eines ist jedenfalls klar: Zu den größten Herausforderungen, denen wir uns ein Leben lang fast täglich stellen müssen und die unser Wohlbefinden enorm beeinträchtigen können, gehört anhaltender Stress. Grund genug, das Phänomen, mit dem wir alle zu kämpfen haben, etwas näher zu betrachten.

3

Der moderne Löwe

Immer dieser Stress!

Vielleicht geht es Ihnen auch manchmal so, dass Sie das Wort »Stress« schon nicht mehr hören können. Klagen über Stress begegnen einem, wo man geht und steht, und man selbst gehört schließlich auch zu den gestressten Menschen. Gerade jetzt, da ich über Stress schreiben will, packt er mich. Wie absurd, denke ich mir. Recherchematerial und Ideen jagen durch den Kopf, wollen aber geschrieben werden. Termine stehen an, andere Arbeiten müssen erledigt werden, Freunde melden sich – schließlich gibt es auch ein Leben neben dem Buch.

Warnungen vor den Gefahren von Stress und Tipps zu seiner Bewältigung überschwemmen den Zeitschriften- und Büchermarkt. Und doch wird es nicht besser. Das schlechte Gewissen, den eigenen Stress nicht im Griff zu haben, kommt hinzu.

Ein Wissenschaftler erzählt uns während der Recherchen ganz nebenher, dass auch längst nicht alle derjenigen Experten vor Stress gefeit sind, die sich hervorragend mit Stressbewältigung, der Einheit von Körper, Seele und Geist und der Reaktivierung von Selbstheilungskräften auskennen. Das kann durchaus etwas Tröstliches haben: Wir sind alle nicht perfekt und kämpfen mit den gleichen Problemen. Aber wie wir noch sehen werden, gibt es hervorragende

Möglichkeiten, sich nicht mit Haut und Haar vom Stress verschlingen zu lassen.

So manchem dient Stress allerdings auch als Plattform, um Leistungsfähigkeit und Erfolg zu demonstrieren, anderen, um sich zum Beispiel privaten Verpflichtungen zu entziehen. Auch das kennen wir. Dennoch: Stress ist ein sehr ernstzunehmendes Phänomen, das die meisten von uns belastet, und zwar Körper und Psyche. Stress in der Form, wie wir ihn tagtäglich erleben, setzt auf Dauer vor allem eines schachmatt: unsere Selbstheilungskräfte.

Wie Stress unser Leben bestimmt

Im Alltag müssen wir alles unter einen Hut bekommen: die Anforderungen am Arbeitsplatz, Familie und Kinder und auch die Freizeitaktivitäten, die wir uns vornehmen. Zudem scheint sich die Welt immer schneller zu drehen dank an sich wunderbarer Erfindungen wie Handy, Internet und E-Mail-Korrespondenz. Doch mit alldem steigt auch der Anspruch, ständig erreichbar und verfügbar zu sein, Vorgänge und Anfragen sofort zu bearbeiten, auch wenn der Chef noch abends und am Wochenende Arbeitsaufträge aufs Smartphone oder den E-Mail-Account schickt. Die Angst, den Erwartungen nicht zu entsprechen, nicht gut genug zu sein oder gar den Arbeitsplatz zu verlieren, wenn man sich dem Eindringen der Arbeit in die freie Zeit verweigert, lässt viele davor zurückschrecken, Grenzen zu setzen.

Einige Großkonzerne wie BMW, Puma, VW oder Telekom haben bereits reagiert und Regelungen für den Umgang mit Telefonaten und E-Mails über die Arbeitszeit hinaus eingeführt.[1] Die Telekom legt ihren Führungskräften nun auch den »Burnout-vermeidenden Führungsstil« ans Herz, wie aus einer Presseinformation hervorgeht, die mich just erreicht, als ich diese Seiten schreibe.[2] Abendliche E-Mails oder Telefonate sind jedoch keinesfalls abgeschafft. Es geht vielmehr um ein Einvernehmen zwischen Chef und Mitarbeiter, das den Stress reduzieren soll. Ob das gelingt? Hier scheint noch viel Spielraum zu sein, und man fragt sich, ob tatsächlich alle Mitarbeiter die Möglichkeit haben, ihr Bedürfnis nach E-Mail- und handyloser Freizeit in ihrem eigenen gesundheitlichen Interesse durchzusetzen. Oder ob sie es wagen.

Gleichzeitig wollen wir alle teilhaben am rasanten Informationsfluss, um ja nichts zu verpassen. Nichts zu verpassen ist heute allerdings ein Ding der Unmöglichkeit geworden. Zu viele Informationsquellen stehen zur Verfügung, zu viele neue Reize prasseln unentwegt auf uns ein. Eigentlich müssten wir mal so richtig tief durchatmen, aber dazu haben wir ja keine Zeit …

Der Stress im Miteinander

Nicht nur Überlastung im täglichen Leben durch zu viele Anforderungen führt zu Stress. Von großer Bedeutung für die Gesundheit, so sagen die Experten, ist der psychosoziale Stress, also der, der im Kontakt mit anderen Menschen entsteht. Auf die aber sind wir angewiesen, denn der Mensch ist kein Einzelgänger, sondern ein Gemeinschaftstier. Der Verlust einer geliebten Person, das Ende einer Ehe, Streit und Feindseligkeiten, all das setzt uns enorm zu.

»Überall da, wo sich Quantität und Qualität zwischenmenschlicher Beziehungen vermindern, erhöht sich das

Krankheitsrisiko«, so der Arzt, Neurobiologe und Psychotherapeut Prof. Dr. Joachim Bauer. Umgekehrt seien gute Beziehungen zu anderen Menschen, so Bauer weiter, »die am besten wirksame und völlig nebenwirkungsfreie ›Droge‹ gegen seelischen und körperlichen Stress«.[3] Das ist ja schon einmal eine gute Nachricht.

Ablehnung, Ausgrenzung, Konkurrenz und andere Formen negativer Beziehungen können sich auf unser Stresssystem auswirken und entzündliche Prozesse fördern, wie die amerikanische Forscherin Prof. Dr. Naomi Eisenberger von der University of California Los Angeles mehrfach nachweisen konnte.[4] Der Medizinsoziologe Prof. Dr. Johannes Siegrist hat zahlreiche Untersuchungen zu sozialem Stress am Arbeitsplatz durchgeführt, und es zeigt sich, dass gerade fehlende Wertschätzung und Anerkennung den Stresspegel erheblich steigen lassen und auch gesundheitliche Folgen nach sich ziehen. Wenn Gratifikationen für die eingesetzte Energie fehlen, reagieren Gehirn und Körper sehr sensibel. Siegrist bezeichnet dies als »soziale Gratifikationskrisen«. Fehlende Gegenleistung kann auch die Bezahlung, fehlende Aufstiegsmöglichkeiten oder mangelnde Arbeitsplatzsicherheit betreffen.

Stress am Arbeitsplatz

Am Arbeitsplatz erhöhen verschiedene Faktoren den Stresspegel: ein zu hohes Arbeitspensum, Zeit- und Leistungsdruck, ebenso Unterforderung, Angst um den Arbeitsplatz oder zu geringe Einflussmöglichkeiten auf die Arbeitsbedingungen. Aber eben auch schlechte Beziehungen zu Chefs und Kollegen, Mobbing und immer wieder:

mangelnde Anerkennung und Wertschätzung. Auch Menschen ohne Arbeitsplatz leiden darunter. Zweifel am eigenen Wert in unserer Leistungsgesellschaft und dem Sinn des eigenen Lebens wie auch die Angst vor der Zukunft belasten sie. Kommen noch private Krisen oder Belastungen zum Stress im Job oder zur Arbeitslosigkeit hinzu, kann das Fass überlaufen, und entsprechende Bewältigungsstrategien stehen nicht mehr zur Verfügung. Das kann bis zum Burnout führen, dem »Ausgebranntsein«. Das Gehirn, das sonst alles so schön reguliert, weiß nicht mehr weiter.

Wie Umfragen der letzten Jahre zeigen, steigt die Rate der Krankheitsfälle am Arbeitsplatz wegen psychischer Belastungen kontinuierlich an. Seit dem Jahr 2000 haben sich die Fehltage wegen psychischer Beschwerden wie Burnout oder Depressionen nahezu verdoppelt.[5] Die WHO hat arbeitsbedingten Stress zu einer der größten Gesundheitsgefahren des 21. Jahrhunderts erklärt. Aus der Studie »Kundenkompass Stress« der Techniker Krankenkasse aus dem Jahr 2009, die auf der Basis einer FORSA-Umfrage erstellt wurde, geht hervor, dass mehr als 80 Prozent der Deutschen über Stress klagen. Vor allem am Arbeitsplatz oder in Studium und Ausbildung, gefolgt von finanziellen Sorgen und Belastungen im Privatleben. Über die Hälfte der Befragten hat das Gefühl, der Stress habe in den letzten Jahren zugenommen. Viele erwarten, dass er in Zukunft sogar noch steigen wird.[6]

Stress, so wie wir den Begriff in der Alltagssprache verwenden, verbinden wir also vor allem mit Überlastung, Druck und Krisen, wenn nicht gar Krankheit. Er entsteht zum einen durch all die Anforderungen und Rahmenbedingungen, die uns von der auf Erfolg und Leistung getrimmten Gesellschaft auferlegt werden – was eigentlich nur in die

Sackgasse führen kann. Zum anderen machen wir uns eine Menge Stress aber auch selbst, wovon noch die Rede sein wird.

Oft vergessen wir jedoch, dass die Stressreaktionen, die unser Körper zeigt, eine an sich sehr hilfreiche Erfindung der Natur sind. Auch hierbei geht es darum, dass sich der Körper nach der Bewältigung einer Herausforderung oder Belastung immer wieder selbst reguliert. Stress hat also durchaus eine positive Seite. Wir dürfen dieses in uns angelegte Stresssystem nur nicht überfordern, denn dann hindern wir auch unseren inneren Arzt daran, aktiv zu werden. Deshalb lohnt es sich, zunächst einmal einen Blick darauf zu werfen, wozu Stressreaktionen ursprünglich »gedacht« waren und was Stress in unserem Körper und Gehirn auslöst. Sie werden viele typische Stressreaktionen wiedererkennen, unter denen Sie hin und wieder oder durchweg leiden. Aber wie gesagt, eigentlich sind das nützliche Reaktionen. Warum sie es für uns heute vielfach nicht mehr sind, dazu später mehr.

Alarm im Gehirn: ein uraltes Warnsystem

Die sogenannte Stressantwort oder Stressreaktion unseres Organismus ist ein hervorragendes Notfallprogramm, das uns die Evolution in grauer Vorzeit mitgegeben hat. Es dient dazu, dass wir auf Bedrohungen reagieren, um unser Überleben zu sichern. Die ausgelöste Angst warnt uns und lässt uns kämpfen oder so schnell wie möglich die Beine in die Hand nehmen. Was dabei in unserem Körper passiert, wird gern am Beispiel eines Zebras dargestellt, das in der

Steppe einem Löwen begegnet.[7] Da wir mit dem gleichen Stresssystem ausgestattet sind wie das Zebra, können wir uns hier für einen Moment durchaus einmal in dessen Situation versetzen.

Stellen Sie sich also vor, Sie stehen in der Steppe plötzlich einem Löwen gegenüber. Bewertet Ihr Gehirn den Stressreiz, also in diesem Fall den Löwen, als bedrohlich, schlägt es sofort Alarm und startet das »Gefahrenabwehrsystem«. Die Steuerung dieser Vorgänge übernehmen vor allem ältere, tiefergelegene Areale wie der Hirnstamm und das limbische System, denn diese Bereiche reagieren unmittelbar und weitgehend unbewusst. Die Amygdala (Mandelkern), unser Angstzentrum und Teil des limbischen Systems, ist dabei die Alarmzentrale. Sobald Sie den Löwen wahrnehmen, werden vom Gehirn aus zwei Stressachsen aktiviert. Die eine verläuft im vegetativen Nervensystem über den Handlungsnerv Sympathikus, der vom Hirnstamm aus in alle Bereiche des Körpers hineinreicht. Wird der Sympathikus in Gang gesetzt, hat das zur Folge, dass aus dem Nebennierenmark die Stresshormone Adrenalin und Noradrenalin ins Blut ausgeschüttet werden. Die zweite Achse führt vom Gehirn (Hypothalamus und Hypophyse) in die Nebennierenrinde, wo das dritte bekannte Stresshormon Kortisol ins Blut abgegeben wird.

Das Zusammenspiel der Stresshormone sorgt dafür, dass sich Ihr gesamter Körper auf Kampf oder Flucht einstellt. Die Atmung beschleunigt sich, der Blutdruck steigt, das Herz schlägt schneller. Das Blut wird verstärkt in Arme und Beine gepumpt, die dadurch mit Nährstoffen gut versorgt und für den Einsatz bestens vorbereitet sind. Die Muskeln spannen sich an, sie werden schließlich gebraucht, damit Sie dem Löwen eins versetzen oder die Flucht ergreifen können. Weil Ihr Körper gekühlt werden muss, schwitzen Sie stärker. Die Pupillen weiten sich, und die Empfindlichkeit für Schmerzen wird gesenkt. Hinzu kommt, dass das Immunsystem hochgefahren wird, um Krankheitskeime besser abzuwehren. Die Blutgerinnung wird beschleunigt, damit sich bevorstehende Wunden schneller schließen und Sie nicht verbluten.

Gleichzeitig werden alle Funktionen eingeschränkt, die für das unmittelbare Überleben nicht unbedingt notwendig sind. Langes Nachdenken hilft Ihnen beispielsweise wenig, wenn der Löwe zum Sprung ansetzt. Also werden die höheren, kognitiven Bereiche des Gehirns heruntergefahren oder sogar ganz abgeschaltet. Ihre gesamte Aufmerksamkeit und Konzentration gilt nun ausschließlich ihm, dem Löwen. Entsteht große Angst bis hin zur Panik, kann es neben Kampf und Flucht auch zur Starre und damit einhergehend zum Blackout kommen, was viele aus Prüfungssituationen kennen werden.

Magen- und Darmfunktionen werden gestoppt, und die Produktion von Sexualhormonen wird eingestellt. Denn wenn ein Löwe naht, ist das nicht der geeignete Zeitpunkt für die Fortpflanzung. Hierbei spielt auch das Hormon Prolaktin eine Rolle, was erklärt, warum bei Stress die Menstruation ausbleiben oder die Empfängnisfähigkeit aussetzen kann.[8] Haben Sie den Löwen schließlich besiegt oder sind Sie – was wahrscheinlicher ist – erfolgreich geflüchtet, sorgt das Gehirn dafür, dass die Balance im Körper wiederhergestellt wird. Durch die körperliche Verausgabung werden die bereitgestellte Energie und die Stresshormone im Blut wieder abgebaut, die Muskeln entspannen sich, Herz- und Atemfrequenz normalisieren sich. Nach höchster Anspannung und Aktivität können Sie sich wieder entspannen und durchatmen. Reset auf null. An der Wiederherstellung dieser Entspannungsphase ist vor allem der zweite Nervenstrang des vegetativen Nervensystems beteiligt, der Ruhenerv Parasympathikus.

Dieses archaische, in uns angelegte Stresssystem ist also eine äußerst nützliche Erfindung der Natur. Es kann sich unter Anleitung des Gehirns selbst regulieren und gleicht hohen, kurzfristigen Druck durch Stressoren – wie beispielsweise Löwen – selbstheilend wieder aus. Was uns in den Gesprächen mit Prof. Dr. Tobias Esch, Arzt, Gesundheits- und Neurowissenschaftler, im Rahmen der Filmrecherchen erst bewusst wird: Wir verbinden mit Stress durchweg negative Erfahrungen, dabei hat Stress, der im Rahmen bleibt, noch andere nützliche Effekte als die beschriebenen. Gibt es also guten Stress und bösen Stress?

Stress ist wunderbar?!

Tatsächlich gibt es auch positiven Stress. Denn Stress ist nicht per se schädlich. Es kommt ganz darauf an, wie er beschaffen ist, wie lange er anhält und ob wir ihn bewältigen können. Ein gewisses Maß an Stress brauchen wir sogar, um leistungsfähig zu sein. Wir sind dann voller Energie, können uns gut konzentrieren und unsere Aufmerksamkeit genau auf das richten, womit wir uns beschäftigen.

Kurzfristiger Stress erhöht auch die angeborene Immunabwehr. Wie der Stressforscher Robert Sapolsky im Dialog mit dem Dalai-Lama erklärt, freut sich das Gehirn über diesen kurzzeitigen, positiven Stress, wenn er nicht länger als vier Stunden andauert.[9] Der Hippocampus, das Areal im Gehirn, das unter anderem für Erinnerung, Gedächtnis und Lernen zuständig ist, arbeitet besser. Zudem wird im Gehirn Dopamin ausgeschüttet, und das erzeugt Freude.

Neuere Forschungen zeigen, dass sich unser Gehirn ohne ein gewisses Maß an »Stress« im Sinne einer anregenden Herausforderung gar nicht weiterentwickeln kann. Es benötigt diese Aufgaben, um neue Netzwerkverbindungen herzustellen und sich an die veränderte Umwelt anzupassen. Das funktioniert vor allem bei kontrollierbarem Stress, das heißt bei Anforderungen, die wir als grundsätzlich bewältigbar einschätzen und die uns motivieren, sie in Angriff zu nehmen.[10] Das kann das Einüben eines Musikstücks sein oder das Lösen einer Aufgabe im Beruf. Sobald wir die Herausforderung annehmen und das lockende Ergebnis herbeisehnen, wird das Glückshormon Dopamin ausgeschüttet. Eine kleine Hürde, also eine gewisse Unsicherheit, ob wir das Ziel wirklich erreichen, muss allerdings dabei sein, sonst langweilt sich das Gehirn und setzt das Hormon nicht frei.

Dopamin ist – wie Esch erklärt – folglich kein klassisches Glückshormon, das uns nach bestandener Prüfung belohnt. Es ist das Hormon, das Glück verspricht, uns mit Vorfreude beschenkt und Lösungen erproben lässt, die mit Anstrengungen verbunden sind. Dadurch wirkt es auch neuroplastisch, regt also die Bildung neuer Nervenverbindungen an. Wenn wir die Hürde genommen haben, werden wir von anderen Glücks- oder besser Wohlfühlhormonen belohnt. Nach neuestem Forschungsstand, so Esch weiter im Interview, wird vermutet, dass aus Dopamin schließlich diese körpereigenen Wohlfühlhormone wie zum Beispiel endogene Opiate gebildet werden oder das entspannende Acetylcholin freigesetzt wird. Die Lösung des Problems wird als gelungener Weg für die Zukunft im Gehirn gespeichert. Dopamin in Verbindung mit »positivem Stress« ist somit unser innerer Antreiber, der uns dazu auffordert, zu lernen und immer wieder Neues zu entdecken. Denn genau das will das Gehirn: lernen und sich durch neue Reize und Erfahrungen weiterentwickeln. Nur so können wir uns verändern und auf die vielfältigen Anforderungen in unserem Leben adäquat reagieren.

Wozu dann die ganze Stressbewältigung und unser Wunsch, Stress endgültig aus der Welt zu schaffen? Letzteres brauchen wir gar nicht erst zu versuchen, es geht ohnehin nicht, wie wir täglich erfahren. Auch heißt gelungene Stressbewältigung nicht, nur noch entspannt im Liegestuhl zu liegen. Dopamin feuert uns ständig an, deshalb hat Glück nichts mit einem bequemen Leben zu tun.[11] Unser Gehirn will, dass wir in Bewegung bleiben, und das hält uns auch »lebendig«, kreativ und gesund.

Stress ist also nicht nur unser Feind. Wenn wir ihn als das betrachten, wozu er ursprünglich dienen sollte – als Warnsystem und als Anstoß fürs lebenslange Lernen –, können wir ihn sogar für uns nutzen. Doch Vorsicht: Es geht um leichten und bewältigbaren Stress, auf den eine ausreichende Entspannungsphase folgt. Es gibt allerdings auch Stress, den so mancher als solchen gar nicht wahrnimmt, der aber dennoch ungünstige Stressreaktionen auslöst. Das ist beispielsweise bei manchen Workaholics der Fall, die es zu genießen scheinen, eine schwierige Herausforderung nach der anderen zu stemmen, um so möglichst von Erfolg zu Erfolg zu streben. Scheinbar von jetzt auf gleich – ohne frühe Warnzeichen erkannt zu haben – finden sie sich dann im Burnout wieder.

Aber auch kurzfristiger Stress kann sich negativ auswirken. Eine Studie des Universitätsklinikums München-Großhadern nach der Weltmeisterschaft 2006 hat gezeigt, dass emotionaler Stress wie bei solch aufregenden Fußballspielen Herzrhythmusstörungen und Herzinfarkte auslösen kann. Die Zahl der Notfalleinsätze im Großraum München war in diesem Zeitraum signifikant erhöht. Das verdeutlicht: Nicht nur die Stressdauer, sondern auch die Dosis ist ein entscheidender Faktor.

Damit wären wir bei der zweiten Form von Stress: der negativen und schädlichen. Das Problem in unserer heutigen Alltagswelt ist, dass die meisten Stress eben nicht als hilfreiches Überlebensprogramm und »Glücksbringer« erfahren, sondern als übermäßige Belastung. Der Grund: Unser Stresssystem ist auf die Form von Stress, die uns heute am stärksten – auch gesundheitlich – zusetzt, schlecht eingestellt: psychischer Dauerstress.

Dauerstress: Gehirn im Notstand

In unserer heutigen Alltagswelt läuft uns nur äußerst selten ein Löwe über den Weg, und wenn, dann eher in Form einer Straßenbahn, der wir ausweichen, oder eines Diebes, dem wir entkommen wollen. Stressauslöser, denen wir in unserem modernen Alltag begegnen, sind selten unmittelbar lebensgefährlich. Das Stresssystem reagiert auf drohenden Jobverlust, zu hohes Arbeitspensum oder Konflikte mit Ehepartnern jedoch auf die gleiche Weise wie in grauer Vorzeit auf den Löwen. Denn das Gehirn kann dabei nicht unterscheiden, ob es sich um eine lebensbedrohliche Situation oder »nur« um hohe psychische Belastungen handelt. Ob positiver Stress in negativen, also schädlichen Stress umschlägt, hängt davon ab, wie stark die Anforderung ist und wie lange sie uns belastet.

Problematisch wird es vor allem bei Dauerstress, den wir nicht mehr bewältigen können: Die wichtige Entspannungsphase, die bei kurzfristigem und kontrollierbarem Stress auf die Anspannung folgt – wenn wir uns tatsächlich Erholung gönnen –, bleibt aus. Die Folge ist, dass das Gehirn in permanentem Alarmzustand bleibt und die Energiereserven des Körpers, die zum Beispiel für die Aktivität der Muskeln zur Verfügung gestellt werden, aber auch die vermehrt ausgeschütteten Hormone Adrenalin, Noradrenalin und Kortisol nicht mehr abgebaut werden. Der Handlungsnerv Sympathikus ist in Daueraktion, und der Ausgleicher Parasympathikus hat keine Chance mehr, sich durchzusetzen. Für die Steuerung der Körperfunktionen ist aber eine Balance zwischen beiden notwendig. Das Gehirn gerät in Notstand und kann langfristig auf weitere Stressquellen nicht mehr adäquat reagieren. Seiner Aufgabe, alle Funktionen im Körper zu regulieren, einschließlich der Stressreaktion mit Anspannung und nachfolgender Entspannung, kann es nicht mehr ausreichend nachgehen.

Die Folgen von Dauerstress

Da die natürliche Stressreaktion alle Bereiche des Körpers mit einbezieht, wie unter anderem die Organe und die Muskulatur, aber auch das Gehirn selbst, bleiben gesundheitliche Folgen auf Dauer häufig nicht aus. Die Muskeln sind permanent angespannt, Magen und Darm streiken, Kopfschmerzen plagen uns, es kommt zu Bluthochdruck, verengte Blutgefäße fördern Ablagerungen und damit das Risiko für Herzerkrankungen und Schlaganfall.

Auch Angst und Depressionen können die Folge sein. »Angst tritt immer dann ein, wenn man den dauerhaften Druck nicht mehr schafft und alles zu viel wird«, so Gerald Hüther im Interview. »Dann entsteht ein Gefühl der Ohnmacht, der Hilflosigkeit, und man kapituliert förmlich.« Die komplexen Netzwerke im Gehirn sind derart übererregt, dass weder klares Denken noch zielgerichtetes Handeln möglich sind. Man ist im dritten archaischen Notfallprogramm angelangt, der Erstarrung. »Das ist dann vergleichbar mit einer Situation, dass man im Auto sitzt, Vollgas gibt und gleichzeitig auf der Bremse steht. Dann braucht man nur noch zu warten, bis einem der Motor um die Ohren fliegt«, fügt er hinzu. In einer solchen Situation heißt es: Notbremse ziehen und Ruhe und Vertrauen zurückgewinnen.

Depressionen wiederum, das haben zahlreiche Studien zeigen können, erhöhen die Sterblichkeit bei Menschen mit koronaren Herzerkrankungen, aber auch bei Krebspatienten. Ob Stress direkt zu Herzerkrankungen oder Krebs führen kann, dazu gibt es widersprüchliche Studienergebnisse. Es scheint jedoch, dass er zumindest bei Herzerkrankungen einen entscheidenden Faktor bildet.

Bei Dauerstress wird auch unser Immunsystem stark beeinträchtigt, so dass beispielsweise häufige Erkältungen oder Herpes simplex die Folge sind. Das konnten zahlreiche Studien, unter anderem der Forschungsrichtung Psychoneuroimmunologie, nachweisen. Sie untersucht die Wechselwirkungen zwischen Psyche, Nerven-, Hormon- und Immunsystem. Entzündliche Prozesse im Körper werden gefördert, und – wenn sie dauerhaft anhalten – verschiedenen entzündlichen Formen von chronischen Erkrankungen wird der Weg gebahnt, darunter neben koronaren Herzerkrankungen auch Arteriosklerose, Diabetes und einige Krebsformen.

Das Gehirn selbst leidet mit. So wird beispielsweise der besonders stressanfällige Hippocampus in Mitleidenschaft gezogen, ein Areal, das unter anderem für unser Arbeitsgedächtnis und Lernen zuständig ist. Die graue Substanz, das heißt unter anderem Nervenzellen oder -verbindungen, werden abgebaut. Wir erkennen es an dem Gefühl, uns unter anhaltendem Stress überhaupt nichts mehr merken zu können. Schon Stress in der frühen Kindheit kann sich auf die Verschaltungen im Gehirn und damit auf das Verhalten auswirken. Das kann später zu stärkerer Stressanfälligkeit und höherer Neigung zu Depressionen führen.[12] Wie verschiedene Studien nahelegen, kann sich Stress sogar von der werdenden Mutter auf das ungeborene Kind übertragen und zur Folge haben, dass es noch im Erwachsenenalter schneller ängstlich reagiert oder überfordert ist. Um die Liste der Folgen von Stress noch zu erweitern: Forschungen geben Hinweise darauf, dass Dauerstress die Alterungsprozesse und sogar Alzheimer fördert.

»Das Gedächtnis des Körpers«

Unsere Umwelt, unsere Erfahrungen, unser Lebensstil und auch belastende Erlebnisse wie Stress wirken sich bis auf unsere Gene aus. Anders als lange Zeit angenommen, geben unsere Gene nicht einfach ein festgelegtes Programm vor, das ein Leben lang unveränderlich bleibt. Ganz im Gegenteil: Die meisten von ihnen, wie auch diejenigen, die an der Stressverarbeitung beteiligt sind, werden durch innere und äußere Einflüsse erst »an- und abgeschaltet«, das heißt mal mehr oder mal weniger abgelesen. Das konnten Forschungen zur sogenannten Epigenetik in den letzten Jahren immer deutlicher zeigen.

Die Aktivierung der Gene geschieht allerdings nicht auf direktem Weg, sondern vermittelt durch zahlreiche komplexe Vorgänge unter der Oberaufsicht des Organismus, wie Joachim Bauer sehr anschaulich in seinem Buch *Das Gedächtnis des Körpers* darstellt.[13] Das bedeutet, dass unsere Umwelt, unsere zwischenmenschlichen Beziehungen, Belastungen, aber auch wir selbst Einfluss darauf nehmen, ob bestimmte Gene, zum Beispiel die »Stressgene«, aktiv werden oder nicht. Das kann sich nicht nur kurzfristig, sondern auch langfristig auswirken – durch Veränderungen an den »Schaltern« der Gene. Auf diese Weise können frühe Stresserfahrungen in der Kindheit die Aktivität der »Stressgene« dauerhaft bis ins Erwachsenenalter beeinflussen.

Puh, das reicht erst mal, höre ich Sie sagen. Wir wissen ja, dass Stress negative Auswirkungen hat. Die Drohung mit möglichen schädlichen Folgen ist in der Tat wenig sinnvoll. Denn auch das löst im Endeffekt oft nur Angst und Blockaden aus und motiviert nicht gerade dazu, etwas gegen Stress und damit für unsere Selbstheilungskräfte zu unternehmen. Den äußeren Umständen, zum Beispiel am Arbeitsplatz, oder gar der übermäßigen Leistungsorientierung, die unsere gesamte westliche Gesellschaft bestimmt und unter Druck setzt, können wir uns nur bedingt entziehen. Geschweige denn sie kurzfristig ändern. Dass auch hier ein Umdenken notwendig ist, ist unbestritten und dringend erforderlich. Allerdings hilft es uns nicht, darauf zu warten.

»Denn wer zahlt denn den Preis? Wer kriegt den Herzinfarkt oder hohen Blutdruck? Selbst wenn der Chef Stress macht: Du kriegst ihn doch! Es ist nicht so, dass wir alleine verantwortlich sind, aber wir können selbst immer etwas tun«, erklärt Tobias Esch. Es lohnt sich also, vorher selbst aktiv zu werden. Denn trotz aller äußeren stressreichen Bedingungen machen wir uns eine ganze Menge von dem Stress, den wir erleben, auch selbst. Und genau da können wir ansetzen. Ohne Druck.

Stress, Marke Eigenbau

Stressforscher sind davon überzeugt, dass es der mentale Stress ist, der uns ganz besonders zusetzt. Also genau der Stress, den wir in unserem Kopf selbst produzieren. Anders als andere Säugetiere, die nicht über Vergangenes oder Zukünftiges nachzudenken scheinen, sind wir mit der Fähigkeit ausgestattet, in unseren Gedanken und unserer Vorstellung vergangene, belastende Ereignisse immer wieder durchzukauen. Oder aber wir nehmen mögliche Belastungen, vermeintliche Gefahren oder Bedrohungen in unserem Geiste vorweg.

»Wir haben ständig irgendwelche Ideen von irgendetwas – oftmals negative Ideen. Das ist biologisch erklärbar. Damit halten wir uns selber aber auch in diesem Stressgebäude fest. Automatische negative Gedanken, die zu automatischen negativen Reaktionen im Körper führen«, erklärt Tobias Esch seinen Studenten in einem Seminar zur Stressbewältigung, das wir begleiten. Unser Gehirn unterscheidet dabei nicht zwischen einem realen Löwen und einem Löwen, den wir uns nur vorstellen. Die Reaktion ist die gleiche. Dieser Stress, den wir uns zumeist selbst machen und ihn uns gewissermaßen »denken« oder in Gedanken immer größer und bedrohlicher werden lassen, sei medizinisch gesehen besonders gefährlich, so der Gesundheitswissenschaftler.[14]

Wie mächtig der »Löwe« in unserem Kopf wird, hängt entscheidend davon ab, wie wir ihn bewerten. Empfinden wir ihn als bedrohlich, oder können wir ihn gut »wegpacken«? Je nach Bewertung reagieren wir gelassen, mit Ärger oder übermäßigem Stress. Nicht jeder reagiert auf die gleichen äußeren Anforderungen, zum Beispiel auf ein hohes Arbeitspensum, mit dem gleichen Stresspegel. Warum eigentlich nicht? Die Bewertung wird vor allem davon beeinflusst, welche Erfahrungen wir im Verlauf unseres Lebens gemacht haben.

Damit wären wir wieder bei der Neurobiologie angelangt. Sind wir beispielsweise in der Kindheit von einem Hund gebissen worden und fühlten wir uns völlig machtlos, werden wir auch künftig mit Stress auf noch so liebe Hunde reagieren. Die Angst und die Lösung, die wir für die Zukunft gewählt haben – Hunden grundsätzlich aus dem Weg zu gehen –, sind in unser Gehirn in Form von neuronalen Netzwerken regelrecht eingebrannt. Aus den Erfahrungen hat sich eine innere Einstellung gegenüber anderen Hunden herausgebildet. Wir reagieren immer wieder mit der gleichen Lösungsstrategie, hängen in dem alten Muster also regelrecht fest, die neuronalen Bahnen, die wir gebaut haben, werden quasi immer breiter (siehe Kapitel 1, »Das offene Geheimnis der Selbstheilungskräfte«).

Ist der »Hund« allerdings unser Chef oder eine Anforderung bei der Arbeit, die uns Angst einjagt, und reagieren wir immer auf die gleiche Weise, beispielsweise mit Vermeidung oder Erstarrung, geht irgendwann gar nichts mehr. Die nun entstandene Krise erfordert neue Lösungsstrategien. Doch unserem Gehirn fällt jetzt auch nichts anderes mehr ein, da wir ja lange auf der immer gleichen neuronalen Autobahn gefahren sind …

Die moderne Forschung zur Neuroplastizität des Gehirns liefert allerdings nicht nur die Erklärung für unsere stressbedingten Krisen, sondern sie bietet auch hilfreiche Ansätze zur Lösung. Die gute Nachricht: Da unser Gehirn sehr wandelbar ist, können wir die wenig nützlichen, aber langfristig eingebrannten Wege aktiv verändern. Dann muss ein Zwergpinscher nicht mehr wie ein riesiger Dobermann ohne Maulkorb erscheinen. Das geht nicht von heute auf morgen, aber es geht.

Krisen, in denen wir zunächst einmal gar nicht weiterwissen, sind laut Gerald Hüther sogar eine besondere Chance dafür, dass sich unser Gehirn aus den alten Bahnen befreit und wieder flexibel auf die veränderten Bedingungen einstellt. »Wir haben die Stressreaktion nicht deshalb, damit wir krank werden, sondern damit wir uns ändern können. Krank werden wir erst, wenn wir die Chancen, die sie uns bietet, nicht nutzen«, wie er in seinem sehr aufschlussreichen und anschaulichen Buch *Die Biologie der Angst* erklärt.[15]

Genug von Stresstheorie und grauer Vorzeit. Wie sieht es in der Praxis aus, und was können wir nun selbst tun, um unsere Selbstheilungskräfte zu reaktivieren und Stress als den zentralen Störer in Schach zu halten? Bei den Recherchen zu dem Filmprojekt haben wir erste Antworten in der Klinik für Naturheilkunde und Integrative Medizin in Essen gefunden. Hier begegneten wir Frank Günther, der der Stressfalle allein nicht mehr entkommen konnte.

4

Zurück ins Gleichgewicht

Wenn Körper und Seele streiken: Odyssee eines Ratlosen

Eigentlich lief bei Frank Günther bis 2009 alles wunderbar. Als vielbeschäftigter Architekt übernahm der damals siebenundvierzigjährige die Bauleitung von Großprojekten wie der Zeche Zollverein in Essen. Der Beruf machte ihm Spaß. Parallel hatten er und seine Frau ein Haus mit einem großen Garten gekauft – zur Freude der beiden Töchter. Jeden Abend, wenn er von der Arbeit kam, baute er Haus und Garten eigenhändig um. Über die Rückenschmerzen, die immer häufiger auftraten, wunderte er sich zunächst nicht, schließlich hatte er ja tagsüber lange im Büro gesessen und abends noch körperlich gearbeitet.

»So habe ich mir das selber immer erklärt und habe mir gesagt: ›Das ist nur ein Teil von dir, der jetzt nicht funktioniert, der Rest geht ja‹, und habe einfach so weitergemacht«, erzählt er uns. Die Rückenschmerzen wurden immer stärker, breiteten sich vom unteren Lendenwirbelbereich bis in den Nacken aus. Auch die Knie meldeten sich, erst das eine, dann das andere.

Frank Günther war nun häufiger Gast von Orthopäden. »Arthrose im Knie« lautete die Diagnose. Aufnahmen vom Rücken zeigten einen lange zurückliegenden Bandscheibenvorfall. »Das ist Verschleiß«, hieß es, »da können Sie nicht viel machen.« Dass die Schmerzen derart stark geworden waren, konnten sich die Ärzte allerdings nicht erklären. Eine für Frank Günther niederschmetternde Prognose stellte ein Arzt dann aber doch. Da die Mutter zwei künstliche Kniegelenke bekommen hatte, wäre von einer erblichen Vorbelastung auszugehen. »Er sagte zu mir: ›Herr Günther, noch drei Jahre, dann ist das erste Knie reif, und wenn Sie nicht aufpassen, kommt die Hüfte hinterher.‹«
Frank Günther bekam Spritzen, Salben und Massagen. Schmerztabletten sollten helfen, den Teufelskreis von Schmerz und Verspannung zu durchbrechen, Bewegung und Krankengymnastik, die Muskulatur zu stärken, Massage, sie zu lockern. Alles sinnvoll, und doch half auf Dauer nichts. »Immer wenn ich glaubte, den Durchbruch zu haben, dass sich die Entzündung im Knie zurückgebildet hatte, dass der Rücken durch die Massagen oder Ähnliches entspannt war und dass ich ein bisschen vorsichtiger mit mir umging, kam es doch wieder zu Rückfällen. Die haben mich einfach fertiggemacht.«

Gefangen im Teufelskreis

Parallel nahm der Stress auf der Arbeit immer mehr zu. Unruhe trieb Frank Günther an. Sobald er morgens ins Auto stieg, führte er die ersten Telefonate. Wenn er abends spät zurückkam, blieb er für die letzten Gespräche noch im Wagen sitzen, um seine Familie nicht zu stören. Er versuchte, so gut wie möglich zu funktionieren und sich bei den Kollegen so wenig wie möglich anmerken zu lassen.

»Ich war überzeugt, die Mühle muss weitergehen, alle Leute arbeiten, und jeder hat mal Kopfschmerzen oder Knieschmerzen.«

Baubegehungen wurden immer beschwerlicher für ihn, oft hoffte er einfach, dass ein Aufzug vorhanden war. Ansonsten quälte er sich Stufe für Stufe die Treppe hoch. Sobald er zur Ruhe kam, wurden die Schmerzen stärker, die sich auch auf den Kopf ausgebreitet hatten. Er arbeitete immer mehr, weil er dachte, dadurch die Kontrolle zurückzugewinnen und alles in den Griff zu bekommen.

Doch nachts konnte er vor lauter Schmerzen längst nicht mehr schlafen. Um Mitternacht ging er ins Bett, wachte um drei Uhr wieder auf. Anfangs nutzte er die Zeit einfach, um zu arbeiten, so hatte er schon viel erledigt, wenn er morgens ganz früh zur Arbeit kam.

»Mensch, toll, da hast du die Nase vorn«, dachte er sich. Mit der Zeit aber war er so überreizt, dass er auch die Ruheoasen, die sein Chef für die Mitarbeiter eingerichtet hatte, weder wahrnehmen noch schätzen konnte. Regelmäßig wurde in der weiträumigen und einladenden Küche gemeinsam gekocht. Einmal kam er herein, konnte vor Schmerzen nicht stehen, wechselte unruhig von einem Bein aufs andere und dachte: »Sind die alle wahnsinnig? Wie können die denn ihre Zeit vergeuden und den Spaghetti beim Kochen zugucken? Es gibt doch Termine, und die Arbeit muss doch fertig werden!« Dann rauschte er wieder hinaus.

Heute muss Frank Günther schmunzeln, wenn er das erzählt, doch damals war er gefangen in einer sich immer schneller drehenden Schmerz- und Stressspirale. Der Schmerz verstärkte den Stress und der Stress den Schmerz. Ein Teufelskreis, aus dem es kein Entrinnen zu geben schien.

Es soll nur noch aufhören

Die Tablettendosis steigerte er von Tag zu Tag. Zusätzlich probierte er alternative Methoden aus, die von Akupunktur über Schüßlersalze bis hin zu Bachblüten-Notfalltropfen reichten. Nichts half. Irgendwann konnte er nachts die Treppe zum Schlafzimmer nur noch auf allen vieren hochgehen, und wenn es gar nicht klappte, schlief er im Wohnzimmer. Morgens versuchte er mit kalten und warmen Güssen, überhaupt in Bewegung zu kommen, doch Krankschreiben kam für ihn nicht in Frage, er wollte funktionieren. Die Ärzte waren ratlos, und ihre Ratlosigkeit machte Frank Günther noch hilfloser. Er hätte einfach nicht geglaubt, dass er jemals in eine solche Situation kommen könnte. »Ich dachte nur noch: Es muss doch irgendeiner etwas tun, damit das wieder aufhört. Ich war schon bei drei oder vier Spezialisten, da muss doch einer wenigstens mal sagen können, wo das herkommt und was ich machen kann!«

Das Schlimmste für ihn war, dass er nicht nachvollziehen konnte, woher diese Steigerung kam. »Stress, klar, aber die Arbeit machte mir doch Spaß. Ich wollte einfach nicht wahrhaben, dass es so nicht weiterging.«

Frank Günthers Symptomatik spitzte sich so stark zu, dass er ein halbes Jahr nicht mehr zur Arbeit gehen konnte. Zukunftsängste plagten ihn, und alles schien ihm zu entgleiten: die Kontrolle über den Schmerz, den Stress, die Arbeit und die Zukunft seiner Familie. Am Ende seiner Odyssee standen Angstanfälle und Erstickungsnöte: Burnout.

»Irgendwann habe ich komplett erschöpft einen Zusammenbruch erlebt, wo gar nichts mehr ging. Der Kreislauf war weg, der Blutdruck schwankte von 180 zu 140 auf 120 zu 80 in der nächsten Sekunde, Schwindelanfälle, Panikattacken bis zum Erbrechen, und die Gedanken haben nur noch gekreist. Es war vorbei. Ich wollte nur noch, dass es irgendwie aufhört, und es ging gar nichts mehr.«

Eine behandelnde Orthopädin riet ihm, in die Klinik für Naturheilkunde und Integrative Medizin in Essen zu gehen. Sie hatte erkannt, dass das Problem im Kern gepackt werden musste, was in einer niedergelassenen Praxis aber nicht ausreichend möglich war. Was ihm in Essen half, war vor allem eines: die sogenannte Mind-Body-Medizin.

Vom Symptom zum Menschen: Mind-Body-Medizin

Experiment Mind-Body

Schon der Empfang in der Klinik in Essen war für Frank Günther überraschend. Er wurde schulmedizinisch untersucht, in den Aufnahmegesprächen aber fragten Ärzte und Therapeuten nicht nur nach den Knien und dem Rücken, sondern auch nach seinem gesamten Leben: seiner Arbeit, seiner Familie, seinen Vorlieben, seiner Art, mit Stress umzugehen, und wie er sich im Augenblick fühlte und seine

Situation erlebte. Kurz: Sie wollten wissen, welcher Mensch hinter den Symptomen steckt. Er wurde auch nach Entspannungstechniken gefragt, was ihn zunächst verwunderte, da die Schmerzen ja gerade dann stärker wurden, wenn er zur Ruhe kam.

Unmittelbar sprach ihn aber an, dass die Fragen tiefer reichten und er sich plötzlich nicht nur als Patient mit körperlichen Problemen, sondern auch als ganzer Mensch mit einer gestressten Seele wahrgenommen fühlte. Deshalb wollte er sich einlassen auf das, was er als Experiment empfand. Zwei Wochen sollte der Aufenthalt dauern, gefolgt von dem Angebot, über einen längeren Zeitraum einmal wöchentlich in die Tagesklinik zu kommen.

Die Klinik für Naturheilkunde und Integrative Medizin in Essen startete als Modellprojekt des Landes Nordrhein-Westfalen und wurde 1999 ins Leben gerufen. Die Abteilung ist Teil der Inneren Medizin der Kliniken Essen-Mitte. Angeschlossen ist zudem ein Stiftungslehrstuhl für Naturheilkunde der Alfried Krupp von Bohlen und Halbach-Stiftung an der Universität Duisburg-Essen. Hier wird erforscht und gelehrt, was in der Klinik praktisch angewendet wird. Diese Kombination ist in Europa einzigartig. Im Behandlungskonzept der Klinik wird die klassische Schulmedizin ergänzt durch naturheilkundliche Therapien und – als zentraler Pfeiler – Verfahren der Mind-Body-Medizin.

Die Mind-Body-Medizin wurde in den siebziger Jahren in den USA aus der Stressforschung entwickelt. Sie geht davon aus, dass Geist, Körper, Seele und Verhalten des Menschen untrennbar miteinander verknüpft sind und deshalb bei der Behandlung gleichermaßen berücksichtigt werden müssen. Den Anstoß gab der Kardiologe Prof. Dr. Herbert

Benson an der Universität Harvard in Boston. Bei Praktizierenden der Transzendentalen Meditation stellte er fest, dass sich während der Meditation unter anderem der Blutdruck, die Atem- und Herzfrequenz und auch die Aktivitäten im Gehirn normalisierten. All diese Reaktionen, die genau das Gegenteil der Kampf-oder-Flucht-Reaktion waren, nannte Benson die »Entspannungsantwort«. Seine Schlussfolgerung: Es gab also nicht nur ein natürliches Gegengewicht zur Stressreaktion, sondern es war auch möglich, diese Entspannungsantwort mit Meditation aktiv auszulösen. Diese Erkenntnisse sind vor allem nützlich im Umgang mit lang anhaltendem und übermäßigem Stress, der verhindert, dass die notwendige Entspannungsphase eintreten kann.

Benson war überzeugt, dass sich die Entspannungsantwort auch durch andere Techniken wie beispielsweise Yoga, bewusstes Atmen oder einige westliche Entspannungsmethoden auslösen lassen musste, was sich bestätigte. Entscheidend dabei war, unseren fortwährenden unruhigen Gedankenstrom zu durchbrechen. Auf der Basis dieser und weiterer Forschungsergebnisse gründete er das Benson-Henry Institute for Mind Body Medicine an der Harvard Medical School in Boston und legte damit den Grundstein für eine neue medizinische Ausrichtung, in deren Zentrum der bewusste Umgang mit Stress steht.

Selbst etwas bewirken

Wesentlicher Bestandteil der Mind-Body-Medizin sind bis heute Stressreduktions- und Entspannungsverfahren, die dazu dienen, die Entspannungsantwort auszulösen. Dazu gehören neben Yoga und Meditation unter anderem Autogenes Training, Tai-Chi, Qi-Gong, progressive Muskelentspannung und der Hypnose verwandte Verfahren. Hinzu kommen kognitive Methoden, die ebenfalls helfen, gedankliche Stressverstärker, wie zum Beispiel Kreisen in den immer gleichen negativen Gedankenmustern, zu durchbrechen. Von dieser sogenannten »kognitiven Umstrukturierung« wird noch die Rede sein.

Aber auch Bewegung und Ernährung gehören ins Programm der Mind-Body-Medizin, die sich als Ergänzung zur Schulmedizin versteht und insbesondere auf chronische, stressbedingte Erkrankungen ausgerichtet ist. Im Kern geht es darum, Patienten in der Überzeugung zu stärken, dass sie selbst aktiv auf ihre Gesundung Einfluss nehmen können, indem sie ihren Lebensstil verändern. Die Aktivierung der Selbstheilungskräfte ist dabei oberstes Ziel.

Die Mind-Body-Medizin ist stark von der Salutogenese beeinflusst und konzentriert sich dementsprechend nicht primär auf die Krankheit selbst – wie in der klassischen Schulmedizin –, sondern auf die Ressourcen der Patienten, die sie aktiv einbringen können. Dabei berücksichtigt sie auch das Lebensumfeld und das Bedürfnis nach Sinnsuche und Spiritualität.

In den USA ist die Mind-Body-Medizin längst fester, anerkannter und gut erforschter Bestandteil des Gesundheits- und Medizinsystems. In Deutschland wird sie noch viel zu wenig beachtet und findet nur langsam Eingang in den klinischen Alltag.

Neben der Klinik in Essen ist ein weiteres Beispiel unter anderem das Immanuel Krankenhaus für Naturheilkunde der Berliner Charité, in dessen Programm die Mind-Body-Medizin nach dem Essener Modell integriert wurde. Die Klinik für Naturheilkunde und Integrative Medizin in Essen war in ganz Europa Vorreiter in der Umsetzung der amerikanischen Prinzipien. Das Besondere ist, dass hier ein eigenes Konzept der Mind-Body-Medizin entwickelt wurde, in das die Prinzipien der europäischen Naturheilkunde und der Traditionellen Chinesischen Medizin eingeflossen sind. Kann aber ein solcher Methoden-Mix Patienten wie Frank Günther tatsächlich helfen?

Das Essener Modell

Nach Essen kommen viele Patienten, denen es ähnlich ergangen ist wie ihm. Sie leiden an Krankheiten wie dem chronischen Schmerzsyndrom, Arthrose, Asthma, Rheuma oder chronisch-entzündlicher Darmerkrankung, und sie alle sind an die Grenzen der Schulmedizin gestoßen. Gerade die hohe Spezialisierung innerhalb der Medizin führt dazu, dass sich die Ärzte fast ausschließlich auf ihr Fachgebiet und den dazugehörenden Körperbereich konzentrieren. Wie Prof. Dr. Gustav Dobos, Direktor der Klinik und Inhaber des Stiftungslehrstuhls, im Interview erklärt, hätten aber gerade Patienten mit chronischen Erkrankungen selten ein »Monoorganproblem«. All die verschiedenen Behandlungen hätten bei Frank Günther deshalb nicht zum Erfolg geführt, da der eigentliche Grund nicht berücksichtigt wurde, der im ganzen Menschen zu finden sei. Integrative Medizin bedeutet im Essener Modell, dass moderne Diagnostik und konventionelle Medikamente zwar zum Einsatz kommen, Letztere aber häufig durch die Methoden aus der Mind-Body-Medizin und Naturheilkunde reduziert werden können.
Neu hinzugekommen ist seit 2010 der Schwerpunkt »Inte-

grative Onkologie«, der sich vor allem an Brustkrebspatientinnen wendet. Studien konnten zeigen, dass Angebote der Integrativen Medizin, das heißt die Kombination aus Schulmedizin, Mind-Body-Medizin und Naturheilkunde, krankheitsbedingten Stress und Angst wie auch die starken Nebenwirkungen der medizinischen Behandlungen reduzieren und die Lebensqualität steigern können. Das Immunsystem wird gestärkt, Schmerzen können gelindert und die körperliche und psychische Erholung beschleunigt werden. Der ganzheitliche Ansatz bezieht dabei auch die seelischen und spirituellen, das heißt sinnstiftenden Bedürfnisse der Krebspatientinnen mit ein.[1]

»Der Tempel der Gesundheit«

Anhand eines Bildes – dem »Tempel der Gesundheit«[2] – wird den Patienten anschaulich gemacht, auf welche Bereiche ihres Lebens beziehungsweise ihres Lebensstils sie Einfluss nehmen und an welche Ressourcen sie anknüpfen können, um sich wieder mehr in Richtung Gesundheit zu bewegen. Entwickelt wurde dieses Modell von der Leiterin der Mind-Body-Medizin in Essen, Dr. Anna Paul. Der Tempel besteht aus fünf Säulen, einem Querbalken und dem darauf aufgesetzten Spitzdach. Die Basis bildet die innere Haltung der Achtsamkeit. Bei der Erstellung der Therapiepläne werden die folgenden Elemente berücksichtigt, die auf jeden Einzelnen abgestimmt werden:
- Das Spitzdach steht für die Beziehungen zu anderen Menschen und die Arbeit, der wir nachgehen.
- Die Zwischendecke bildet die Gedanken, Gefühle, Einstellungen, Wünsche, Ängste und Hoffnungen ab.

– Die fünf Säulen sind der Lebensstil, der direkt den Körper betrifft: Bewegung, Atmung, Meditation und Entspannung, mediterrane Ernährung und naturheilkundliche Selbsthilfestrategien.

Die meisten Patienten, die nach Essen kommen, sind sich ihrer eigenen Kraftquellen gar nicht bewusst oder haben sie im Verlauf ihres Lebens einfach aus den Augen verloren. Hier bekommen sie die Gelegenheit, sich wieder auf die Suche nach ihnen zu begeben, neue Ressourcen hinzuzugewinnen und herauszufinden, was ihnen am besten hilft.
Wegweisend für alle Angebote der Mind-Body-Medizin ist die enge Verknüpfung, ja Untrennbarkeit von Körper, Geist und Seele. Das bedeutet auch, dass wir sowohl mit dem Geist auf den Körper als auch umgekehrt mit dem Körper auf den Geist Einfluss nehmen können. Entsprechend werden in Essen mentale Praktiken mit körperorientierten Methoden kombiniert. Über beide Wege ist es möglich, die Selbstheilungskräfte zu reaktivieren, die in jedem von uns stecken.

Geist–Körper

Wir alle kennen das aus dem täglichen Leben: Etwas schlägt uns auf den Magen, die Galle kommt hoch, oder das Herz wird einem schwer. Die Zusammenhänge zwischen Geist, Emotionen und körperlichen Empfindungen oder Symptomen sind auf diese Weise unmittelbar erfahrbar. Methoden, die vom Geist auf den Körper wirken, können helfen, Körper, Geist und Seele zu beruhigen, aus den täglichen Stress-

spiralen zu entkommen und Anspannung »loszulassen«.
Beispiele sind Autogenes Training oder mentale Techniken
wie Phantasiereisen. Zwei Methoden aber sind in der Mind-
Body-Medizin ganz zentral:
– die achtsamkeitsbasierte Meditation und
– die kognitive Umstrukturierung.

Denn sie mindern sehr wirksam genau den Stress, der besonders schädlich ist – der, den wir uns durch negative Gedanken und Bewertungen selbst machen.
Gerade Verfahren wie diese, die uns aus den selbstschädi-
genden Denkmustern befreien, eignen sich sehr gut, um unseren Stresspegel dauerhaft zu senken. Ganz im Gegensatz
beispielsweise zu Massagen oder Wellnesswochenenden,
die wir gern mal schnell zwischenschieben, um zu entspannen. Sie holen uns zwar kurzfristig »herunter«, ändern jedoch wenig an den grundlegenden Mustern und der inneren
Haltung, mit denen wir unseren Stress antreiben.

Achtsam meditieren

Frank Günther hatte noch nie meditiert, und es erschien
ihm erst einmal sehr fremd. War das nicht etwas für Weich-
eier, Buddhisten oder Mönche? Er stellte aber schnell fest,
dass die Form der Achtsamkeitsmeditation, die hier angeboten wird, mit Glauben oder Religion gar nichts zu tun
hat. Sie geht zwar auf den Buddhismus zurück, wurde aber
von dem amerikanischen Molekularbiologen und Meditationslehrer Jon Kabat-Zinn Ende der siebziger Jahre »ver-
weltlicht« und wissenschaftlich erforscht. Er wollte die positiven Wirkungen der Meditation auf Körper und Geist

auch Menschen zugänglich machen, die keinen Bezug zu Spiritualität oder Religion haben. Grundgedanke war, den Kern der buddhistischen Achtsamkeitspraxis zu bewahren und systematisch in die medizinische Behandlung einzubinden.

Auf dieser Basis entwickelte Kabat-Zinn, Professor und Begründer der »Stressklinik« in Massachusetts, ein Programm speziell für Patienten mit Schmerzen, chronischen Krankheiten und hohen Stressbelastungen. Ganz besonders wollte er damit diejenigen erreichen, die glauben, gar nicht meditieren zu können. Was ihm mit durchschlagendem Erfolg auch gelang. Bekannt ist dieses Programm unter dem Namen »achtsamkeitsbasierte Stressreduktion«, kurz MBSR (Mindfulness-Based Stress Reduction).

Kern der buddhistischen Meditation ist also die Achtsamkeit. Es ist eine innere Haltung, mit der wir allem, was wir im gegenwärtigen Moment empfinden, wohlwollend und nichtwertend begegnen können. Bei der Achtsamkeitsmeditation wird diese gelassene Haltung trainiert. Indem wir ganz im Hier und Jetzt verweilen, können die Gedanken zur Ruhe kommen, die sich fast ununterbrochen mit Vergangenheit, Zukunft oder gerade zu bewältigenden Problemen beschäftigen. In der Achtsamkeitsmeditation nimmt man aufkommende Gedanken wahr, lässt sie jedoch wie Wolken am Himmel vorüberziehen – ohne Bewertung und ohne sich weiter mit ihnen zu beschäftigen. Das bedarf einiger Übung, ist aber möglich durch Meditationsformen wie den sogenannten Bodyscan, die Meditation auf den Atem, aber auch Yoga und Achtsamkeitsübungen für den Alltag.

Der Bodyscan hatte es Frank Günther besonders angetan. Dabei durchwandert man in Gedanken Schritt für Schritt jeden einzelnen Körperteil – von der kleinen Zehe bis zum

Scheitel. Es geht darum, zu spüren, wie sich Zehe, Knie oder Schulter gerade anfühlen. Dadurch beruhigt sich nicht nur der Geist. Die Übung hilft auch, den eigenen Körper wieder wahrzunehmen. Gerade Patienten mit Schmerzsyndrom haben ihren Körper während ihres Leidenswegs zum größten Feind erklärt und sich immer mehr von ihm entfernt. Hier können sie wieder Kontakt zu ihm aufnehmen und lernen, die Schmerzen erst einmal anzunehmen und nicht weiter gegen sie anzukämpfen. Denn genau das verstärkt sie nur noch.

Bei der Atemmeditation wird die Aufmerksamkeit auf jeden einzelnen Atemzug gelenkt. Auch dadurch lässt sich der Strom ununterbrochener Gedankenflüsse durchbrechen. Sobald die Gedanken doch wieder die Kontrolle übernehmen, was am Anfang häufig geschieht, gilt es, immer wieder mit der Aufmerksamkeit zum Atem zurückzukehren.

Die Konzentration auf den Atem kann in Form von »Mini-Meditationen« auch im Alltag zwischendurch eingebaut werden: wenn wir spüren, dass wir mal wieder unter Druck oder in Hektik geraten, der Nacken zu schmerzen beginnt oder der Kopf brummt. Nur wenige tiefe Atemzüge, die wir ganz bewusst wahrnehmen, bringen uns wieder in die Ruhe.

Viele Patienten berichten, dass die Achtsamkeitsmeditation ihr Leben tatsächlich nachhaltig verändert hat: Grübeleien und selbstgemachter Stress lassen nach. Sie nehmen sich selbst, andere Menschen und alltägliche Situationen viel gelassener und gleichzeitig intensiver wahr.

Die Wirkung auf das innere Gleichgewicht ist umso größer, je mehr die achtsame Haltung in den Alltag übertragen wird. Das bedeutet, dass man die Aufmerksamkeit immer mal wieder nur auf den jeweiligen Augenblick richtet. Tun wir beispielsweise etwas so scheinbar Banales, wie eine Möhre zu schneiden, können wir die Gelegenheit nutzen, uns nur darauf zu konzentrieren. Auf nichts anderes. Achtsamkeit hilft nicht nur Patienten, sondern jedem, der besser mit Stress umgehen will (mehr dazu, wie diese innere Haltung unsere Selbstheilungskräfte unterstützt, aber auch unseren Alltag positiv verändern kann, finden Sie im anschließenden Kapitel 5, »Die Macht unseres Geistes«).

Frank Günther haben der Bodyscan und die Konzentration auf den Atem bei der Atemmeditation dabei geholfen, seine Mitte wiederzufinden, die Schmerzen zu lindern und mit unruhigen Gedanken umzugehen. Und er merkte plötzlich, dass ihm das alles ja gar nicht so fremd war, wie er gedacht hatte. Denn er erinnerte sich daran, dass er schon früher beim Schwimmtraining gelernt hatte, sich durch Atemübungen ganz auf den bevorstehenden Wettkampf einzustellen.

Mit der zweiten zentralen Methode der Mind-Body-Medizin konnte er dann den typischen negativen Denkmustern auf die Spur kommen, mit denen er seine Stressspirale immer höher geschraubt hatte: die sogenannte kognitive Umstrukturierung. Hinter dem sperrigen Begriff steckt Nützliches!

ABC – negative Gedanken im Griff

Das, was uns am meisten beunruhigt, sind nicht die Dinge selbst, sondern die Vorstellung, die wir uns von ihnen machen. Das wusste schon der griechische Philosoph Epiktet (50–125) vor fast 2000 Jahren zu berichten. Genau hier setzt auch die kognitive Umstrukturierung an. Die Methode stammt aus der kognitiven (Verhaltens-)Therapie und dient dazu, eingeschliffene, stressverstärkende Gedanken und Einstellungen zu erkennen und sie zu hinterfragen. Sie ist ein nützliches Werkzeug, um herauszufinden, was eigentlich dahintersteckt, wenn wir uns in bestimmten Situationen so schnell ärgern, in Stress geraten oder in anderer Weise verstimmen lassen, während andere ganz gelassen bleiben. Oft laufen unsere Gedanken und Reaktionen auf äußere Ereignisse ganz automatisch ab, ohne dass wir sie wirklich kontrollieren können. Wir verfallen dann in stundenlanges Grübeln und finden den Weg nicht mehr heraus. Einer Lösung unserer Probleme kommen wir damit meistens keinen Schritt näher. Ganz im Gegenteil: Die Gedanken führen zu Katastrophenphantasien und lösen die typischen Stressreaktionen in Gehirn und Körper aus. Doch daran lässt sich etwas ändern.

Im Zentrum der kognitiven Umstrukturierung steht das sogenannte ABC-Modell:

– A steht für den *Auslöser,* das heißt die Situation oder das Ereignis, auf das wir reagieren,
– B für die persönliche *Bewertung* der Situation,
– Und C für die *Konsequenz* (nach dem englischen *consequences*): Gefühle oder körperliche Reaktionen, die in uns ausgelöst werden, und die Art und Weise, wie wir uns verhalten.

Stellen Sie sich beispielsweise vor, Sie sind morgens spät dran und haben es eilig, zur Arbeit zu kommen, weil eine wichtige Sitzung ansteht. Vor Ihnen fährt ein Wagen so langsam auf die nächste Ampel zu, dass Sie die Grünphase nicht mehr schaffen. Zu allem Übel geht auch noch die

Bahnschranke runter, und Sie wissen, dass die Wartezeit länger werden kann. Wie reagieren Sie?

Vielleicht schreien Sie einmal kurz gequält auf und ärgern sich maßlos über die lahme Ente, die nicht mal richtig Auto fahren kann und deshalb dringend aus dem Verkehr gezogen werden müsste. Sie klopfen nervös auf Ihrem Lenkrad herum, und Ihre Sorge, beim Chef Minuspunkte zu sammeln, wenn Sie mitten in die Sitzung hineinplatzen, steigert sich von Minute zu Minute. Wie auch immer Ihre »Ärger-Reaktion« ausfällt, sie hilft Ihnen in dem Moment wenig weiter. Alles, was sie bewirkt, ist, dass Ihr Stresssystem in Gang gesetzt wird und unter anderem der Adrenalinpegel steigt.

Mit Hilfe des ABC-Modells wird schnell klar, dass die Reaktion, die wir zeigen, immer davon abhängt, wie wir eine Situation *bewerten.* Diese Bewertungen beruhen wie gesagt auf den persönlichen Einstellungen, Grundannahmen und Überzeugungen, die wir im Laufe des Lebens entwickelt haben. In dem Training werden diese inneren Lebenshaltungen, die uns in die immer gleichen stressauslösenden Gedankenfallen laufen lassen, bewusst gemacht und hinterfragt.

Viele Menschen leben beispielsweise mit der Grundannahme, nur Erfolg führe zum Glück und sie seien vor allem dann etwas wert, wenn sie alle Aufgaben und Anforderungen hundertprozentig erfüllen. Läuft etwas nicht ganz perfekt, fühlen sie sich, als wären sie gescheitert. Andere sind überzeugt, es immer allen recht machen zu müssen, oder sie konzentrieren sich nur auf das, was nicht funktioniert, anstatt die Dinge zu sehen, die gut gelingen. Haben sie beispielsweise Gäste zum Essen eingeladen, das am Ende des Abends in den höchsten Tönen gelobt wird, und ihnen fällt plötzlich auf, dass sie beim Nachtisch jedoch die gerösteten Mandeln vergessen haben, wird ein wunderbarer Abend plötzlich zum Misserfolg.

In jeder Situation können wir aber auch innehalten und uns fragen, ob unsere Bewertung und unsere Annahmen tatsächlich zutreffen. War der Abend wirklich misslungen, nur weil ich die Mandeln vergessen habe? Stimmt es, dass ich nur gut in meinem Beruf sein kann, wenn ich alles 150-prozentig erfülle? Und kostet es mich tatsächlich meinen Job, wenn ich hin und wieder zu spät komme? Häufig stellt sich heraus, dass wir uns in Gedanken Katastrophen ausmalen, die so mit größter Wahrscheinlichkeit niemals eintreten werden. Oder dass 80 Prozent unseres Einsatzes meistens schon reichen, wenn wir ohnehin dazu neigen, immer 150 Prozent zu geben.

Im Fall der roten Ampel könnte man sich auch sagen: »Nun gut, ich kann jetzt nichts daran ändern. Morgen fahre ich früher los, und wenn ich das eine Mal zu spät komme, wird nicht gleich meine ganze Karriere davon abhängen. Ich höre einfach Musik und nutze die Gelegenheit, um ein bisschen durchzuatmen.«

Eine Situation aus einer anderen Perspektive zu betrachten und zu fragen, ob sie sich nicht auch ganz anders bewerten lässt, macht es möglich, gelassener zu reagieren und übermäßigen selbstgemachten Stress zu reduzieren. In dieser gelasseneren Haltung treffen sich die achtsamkeitsbasierte Meditation und die kognitive Umstrukturierung. Beide können sich ergänzen und als wichtige Ressourcen für die Gesundheit dienen.

Körper–Geist

Auch direkt über den Körper können wir viel bewirken, sowohl aktiv auch als passiv. So trägt moderate Bewegung, in Essen beispielsweise in Form von Walking, dazu bei, dass die physiologischen Prozesse in unserem Körper reguliert werden. Sie ist deshalb ein wichtiges Element der Mind-Body-Medizin. Auf körperlicher Ebene können Stresshormone abgebaut und das Immunsystem gestärkt werden. Blutdruck, Herz- und Atemfrequenz werden reguliert und die Blutgerinnung verbessert. Neuere Studien zeigen, dass Bewegung auch entzündungshemmende Wirkungen hat, weshalb sie gerade bei chronisch-entzündlichen Erkrankungen eingesetzt wird. Bemerkenswert sind aber vor allem die Wirkungen auf die Psyche. Studien konnten nachweisen, dass sie einen ebenso günstigen Einfluss auf Depressionen hat wie die medikamentöse Therapie.[3] Auch auf Krebserkrankungen hat sie positive Effekte: Neben Depressionen reduziert sie Angst und Fatigue, die bleierne Müdigkeit.

Dass wir über den Körper nicht nur diesen selbst, sondern ebenso Geist und Psyche beeinflussen können, zeigen auch körperorientierte Entspannungsverfahren wie die progressive Muskelentspannung, Atemtechniken oder fernöstliche Bewegungslehren wie Yoga, Qi-Gong oder Tai-Chi. Bei Letzteren ist die Grenze zwischen Körper und Geist allerdings gar nicht zu ziehen. Denn alle drei gelten gleichzeitig als geistiges Training.

In Essen werden all diese aktiven körperorientierten Methoden durch klassische Verfahren aus der Naturheilkunde und Traditionellen Chinesischen Medizin ergänzt, mit denen direkt auf den Körper eingewirkt wird. Sie dienen vor allem der Akutbehandlung, um beispielsweise Schmerzen zu lindern. Diese Verfahren funktionieren nach dem Reiz-Reaktions-Prinzip und aktivieren auf diesem Weg die Selbstheilungskräfte des Körpers. Das bedeutet, dass von außen ein Reiz auf den Körper ausgeübt wird, der zu Anpassungsreaktionen des Organismus führt. Dadurch wird die Regulationsfähigkeit des Körpers angeregt. Hierzu zählen unter anderem:
- die Hydrotherapie nach Kneipp mit Güssen, Wickeln und Auflagen,
- Gua Sha, eine asiatische Bindegewebsmassage, sowie
- Akupunktur und Akupressur.

Bei den Kneippschen Anwendungen wird durch warmes oder kaltes Wasser ein Temperaturreiz ausgeübt, der zu einer reflexhaften Gegenreaktion führt. Bei kaltem Wasser erwärmt sich der Körper und wird stärker durchblutet. Die Anwendungen können auf den gesamten Organismus wirken, indem sie auch Reaktionen im vegetativen Nervensystem, im Immunsystem und der Psyche auslösen. Sie wirken gegen Erschöpfung und nervliche Anspannung, steigern die psychische Belastbarkeit, fördern den Schlaf und reduzieren die Anfälligkeit für Infekte.

Die über 2000 Jahre alte asiatische Bindegewebsmassage Gua Sha erscheint uns Westeuropäern erst einmal sehr fremd. Mit Hilfe eines speziellen Schabers oder eines kleinen Plastikdeckels wird der Nacken- und Rückenbereich »massiert«. Die Haut wird nach kurzer Zeit heiß und feuerrot, da kleine Einblutungen entstehen, die nach wenigen Tagen wieder vollständig verheilen. Wie Frank Günther uns versicherte, ist das keinesfalls schmerzhaft oder unangenehm. Im Gegenteil, der eigene Schmerz wird überlagert und weniger stark wahrgenommen. Auch hier wird ein Reiz auf das autonome Nervensystem ausgeübt, an den sich der Organismus mit einer Gegenreaktion anpasst. Zur Gua-Sha-Massage liegen noch recht wenige wissenschaftliche Studien vor. Bewährt hat sie sich besonders bei Migräne, Spannungskopfschmerzen sowie Nacken- und Rückenschmerzen. Eine Aktivierung der Selbstheilungskräfte auf Chinesisch sozusagen. Bei Akupunktur und Akupressur wiederum werden feinstoffliche Energiebahnen – die sogenannten Meridiane – im Körper aktiviert, und auf diese Weise wird die Regulationsfähigkeit des Organismus beeinflusst. Kneippsche Anwendungen, Gua Sha und Akupressur können auch zu Hause angewendet werden.

Sogar die Blutegeltherapie ist in der Essener Klinik zu finden. Dabei wird jedoch nicht nur ein Reiz auf den Körper ausgeübt, sondern von den Blutegeln werden auch heilende Stoffe an ihn abgegeben. Frank Günther erzählt uns, dass er den Vorschlag für diese Therapie erst nicht so ganz ernst nehmen konnte. Wie sollten nach all den Behandlungen und Methoden, die er schon ausprobiert hatte, gerade diese kleinen Tierchen eine Änderung herbeiführen? Die Blutegel wurden auf seine Knie aufgesetzt, und zunächst tat sich nichts. Am nächsten Tag aber folgte das Aha-Erlebnis. Nach Monaten konnte er wieder einen etwas längeren Spaziergang ohne extreme Schmerzen unternehmen. Der Schmerzkreislauf war erst einmal unterbrochen. Darauf konnte nun mit anderen aktiven und passiven Verfahren aufgebaut werden.

Zusätzlich werden den Patienten nützliche Selbsthilfestrategien aus der Naturheilkunde vermittelt. Ein Beispiel hierfür sind Senfmehlfußbäder für warme Füße zur Förderung des Schlafs. Frank Günther erfuhr, wie er sie jeden Abend vor dem Schlafengehen zubereiten konnte. Trotz all der Stunden Schlaflosigkeit, die er hinter sich hatte, wirkte dieses einfache Fußbad schon an seinem ersten Tag in der Klinik. Nach langer Zeit konnte er endlich wieder einmal durchschlafen.

Die Methode gehört noch heute zu den Tricks, die er im »Akutfall« anwendet. Senfmehl wirkt durchblutungsfördernd und erhitzend und hat sich auch bei beginnenden Kopfschmerzen bewährt. Wir haben das Rezept erfragt, und ich möchte es Ihnen hier nicht vorenthalten:

Füllen Sie vier Esslöffel schwarzes Senfmehl in ein
Fußbad der einen Eimer und gießen Sie lauwarmes Wasser hinzu, bis es zu den Waden reicht.
Geben Sie nach fünf Minuten heißes Wasser hinzu,
damit die Temperatur konstant bleibt.
Beenden Sie das Fußbad nach zehn Minuten,
trocknen Sie Ihre Füße und Beine ab
und ziehen Sie warme Socken an.
Dann auf ins Bett!

Der Mix macht's

Bei Frank Günther hat es nach fünf Tagen Aufenthalt plötzlich »klick« gemacht. Er konnte sich wieder bewegen und fühlte sich auch psychisch gestärkt. Seine Frau besuchte ihn und war erstaunt über seinen Wandel. »Deine Augen sind ganz anders«, sagte sie zu ihm, »irgendwie bist du fast wieder so wie früher.« Was aber hat ihm genau geholfen?

Eine wichtige Erkenntnis unseres Besuchs in Essen ist: Es gibt nicht *die eine* Methode oder *die* Standardkombination verschiedener Methoden, die allen Patienten gleichermaßen hilft. Und selbstverständlich gibt es keine Garantie dafür, dass jeder völlig beschwerdefrei die Klinik verlässt. Was hier jedoch zählt, ist, dass die Therapie auf jeden Einzelnen individuell abgestimmt wird. Nicht jeder kann der Meditation etwas abgewinnen, manche wenden sich lieber anderen Maßnahmen mit ähnlichen Effekten zu, beispielsweise der progressiven Muskelentspannung oder Bewegung. Auch reagiert nicht jeder gleichermaßen auf dieselben naturheilkundlichen Verfahren. Das ist nicht anders als in der Schulmedizin. Es ist die Kombination verschiedener Verfahren, die die Gesamtwirkung erzielt.

Frank Günther haben einige körperorientierte Verfahren wie die Blutegeltherapie oder Kneipp akut und kurzfristig Linderung verschafft. Andere Angebote auf mentaler Ebene wie die Meditation oder die kognitive Umstrukturierung gaben ihm Strategien an die Hand, um Schmerz und Stress anders zu begegnen.

Anna Paul erklärt, für den Erfolg der Angebote sei ausschlaggebend, wie stark ein Patient davon überzeugt ist, selbst etwas ändern und bewirken zu können. Ebendiese innere Haltung soll in der Mind-Body-Medizin gefördert werden, und genau sie ist auch entscheidend für die Reaktivierung der Selbstheilungskräfte. Den Patienten wird das Rüstzeug vermittelt, um selbst handeln und auf die wiederentdeckten und neu hinzugewonnenen Ressourcen zurückgreifen zu können. Dann aber kommt es darauf an, die Selbsthilfestrategien eigenverantwortlich weiterzuführen.

An diesem Punkt trifft die Mind-Body-Medizin wieder auf die Salutogenese: Wenn die Angebote den Patienten sinnvoll, nachvollziehbar und umsetzbar erscheinen, wächst auch das Vertrauen, dass ihnen geeignete Ressourcen zur Verfügung stehen, um Herausforderungen gewachsen zu sein und ihre Gesundheit selbst in die Hand zu nehmen. In diesem Moment stimmen die Patienten ganz überein mit sich und dem, was sie für sich tun. Nicht die Methoden allein sind hier das Zünglein an der Waage, sondern diese innere Haltung, die mit dazu beiträgt, dass wir gesund werden und gesund bleiben (siehe auch Kapitel 2, »Noch gesund oder schon krank?«).

Das Gelernte nach zwei Wochen Aufenthalt in den Alltag zu übertragen ist allerdings gar nicht so einfach. Dem blickte auch Frank Günther skeptisch entgegen, denn den Lebensstil auch über die Klinik hinaus zu verändern bedeutet, alte Denkmuster, Gewohnheiten und innere Einstellungen durch neue zu ersetzen. Das klappt vor allem dann, wenn die Patienten neue Erfahrungen machen konnten, die ihnen – wie gesagt – regelrecht »unter die Haut« (Hüther) gegangen sind. Das sind Erfahrungen, die nicht nur den Verstand, sondern auch die Emotionen ansprechen. Erst dann können sie in all die Bereiche im Gehirn »vordringen«, in denen unsere alten Erfahrungen, schädlichen Denkmuster und Verhaltensweisen verankert sind, und sie erneuern.

Frank Günther hat nicht nur »eingesehen«, dass er selbst etwas ändern kann. Vielmehr hat er am eigenen Leib und an der eigenen Seele erfahren, wie tiefgreifend sich sein Gefühl für seinen Körper und sich selbst verändert hat. Und wie unglaublich wohltuend und heilsam das ist.

An diesem Punkt kommen auch wieder unsere Glückshormone ins Spiel. Denn wir verändern in unserem Leben nur etwas, wenn auch unser hirneigenes Motivations- und Belohnungssystem angestoßen wird, so der Arzt und Neurowissenschaftler Tobias Esch. Allein das, was uns ein tiefes Wohlgefühl vermittelt, Spaß macht und uns mit Glückshormonen belohnt, werden wir auch dauerhaft beibehalten.[4]

Genau deshalb werden in Essen und in der Mind-Body-Medizin Maßnahmen nicht in üblicher Weise »verordnet«. Vielmehr werden die Patienten dazu ermuntert, sich mit verschiedenen Methoden vertraut zu machen, um herausfinden zu können, welche der Angebote am besten zu ihnen passen. Ist der »innere Schweinehund« erst überwunden und haben wir uns neugierig auf neue Erfahrungen eingelassen, können beispielsweise Meditieren oder Walken, zu dem wir uns vorher nur mühsam aufraffen konnten, plötzlich regelrecht zur Droge werden. Dabei helfen die besagten Glückshormone: der Antreiber Dopamin und die Belohnungs- und Wohlfühlhormone. Und das gilt nicht nur für Patienten mit chronischen Erkrankungen, sondern auch für alle, die etwas gegen Stress unternehmen wollen und noch nicht erkrankt sind.

Bei Frank Günther jedenfalls scheint das geklappt zu haben. Zwei Jahre später rufe ich ihn an, um mich zu erkundigen, wie es ihm weiter ergangen ist. Er arbeitet wieder in seinem Beruf; hin und wieder kommen die Schmerzen zurück, die er jedoch gut im Griff hat. Er macht regelmäßig

Qi-Gong mit seiner Tochter, hat Strategien entwickelt, um dem Stress auf der Arbeit anders zu begegnen und sich nicht mehr in negative Gedanken zu verstricken. Dabei hilft ihm vor allem die achtsame Haltung, die er in den Alltag integriert hat. Das bedeutet zum Beispiel, dass er kurz durchatmet, bevor er ans Telefon geht, dass er das »Multitasking« aufgegeben hat und sich in Gedanken vor allem mit dem beschäftigt, was gerade ansteht. Zu Hause ist zu Hause, und Arbeit ist Arbeit.

Auch bei anderen Patienten konnten wir erleben, wie gerade die Achtsamkeitsmeditation eine beeindruckende Kraft entfaltete. Deshalb haben wir uns gefragt: Ist die Macht unseres Geistes tatsächlich so groß, dass sie die Selbstheilungskräfte wieder in Schwung bringen kann? Was genau bringt uns die Meditation für Körper und Seele? Fühlen sich die Patienten einfach nur besser oder lässt sich das auch objektiv nachweisen?

Um das herauszufinden, reisten wir an die Universität Harvard nach Boston. Hier ist die Wiege der Mind-Body-Medizin, und hier wird auch die achtsamkeitsbasierte Meditation erforscht.

5

Die Macht unseres Geistes

Wie Meditation den Stress aus dem Gehirn fegt

Am renommierten Massachusetts General Hospital treffen wir die Neurowissenschaftlerin Prof. Dr. Sara Lazar, eine der Pionierinnen der Meditationsforschung. Gemeinsam mit der deutschen Psychologin Dr. Britta Hölzel geht sie der zentralen Frage der Meditationsforschung nach: Was genau passiert im Gehirn von Menschen, die meditieren? Kann Meditation unser Gehirn sogar verändern? Von Taxifahrern in London oder Musikern, die viel üben, wissen wir, dass bestimmte Hirnareale größer sind als bei anderen Menschen. Bei den Taxifahrern sind es Areale für die räumliche Orientierung, bei Musikern unter anderem diejenigen, die für die Motorik zuständig sind. Wie aber ist das bei der achtsamkeitsbasierten Meditation?

Die Forschung hat sich über lange Zeit vor allem den Gehirnen von erfahrenen Meditierenden gewidmet, zum Beispiel von buddhistischen Mönchen. Wurden sie mit den Gehirnen von Anfängern oder Nichtmeditierenden verglichen, zeigten sich tatsächlich Unterschiede in der Aktivität und der Struktur des Gehirns. Sara Lazar konnte beispielsweise zeigen, dass Personen, die seit vielen Jahren täglich meditieren, eine dickere Hirnrinde haben, und zwar insbesondere in Hirnarealen, die für Körperempfinden und Aufmerksamkeit zuständig sind. Eine Frage blieb dabei allerdings offen: Waren die Unterschiede tatsächlich Folge der Meditation oder bestanden sie schon vorher?

Genau das interessierte Britta Hölzel. Sie wollte wissen, wie sich regelmäßiges Meditieren speziell auf gesunde Personen auswirkt, die unter Stress leiden, aber noch nie meditiert haben. Verändert sich durch die Meditation nicht nur das Stressempfinden, sondern auch das Gehirn selbst? Sechzehn Probanden erhielten ein achtwöchiges Meditationstraining nach dem Programm der achtsamkeitsbasierten Stressreduktion von Jon Kabat-Zinn. Auch zu Hause sollten sie täglich meditieren. Vor und nach dem Meditationstraining füllten die Probanden Fragebögen aus, in denen sie angeben sollten, wie gestresst sie sich fühlten. Nach acht Wochen zeigte sich zunächst, dass sie viel entspannter waren.

Die Aufnahmen im Magnetresonanztomographen (MRT) aber förderten Erstaunliches zutage. Erstmals konnte Britta Hölzel sichtbar machen, dass sich bei ein und derselben Person innerhalb von nur acht Wochen Meditationstraining die Struktur in bestimmten Gehirnarealen tatsächlich verändert hatte. Erstaunlicherweise besonders in dem Areal, das unter Stress schnell leidet: dem Hippocampus. Der Hippocampus ist ja unter anderem zuständig für Gedächtnis und Lernen. Wird der Stress zu stark und steigt der Cortisolspiegel zu sehr an, können die Nervenzellen hier sterben. Die Folgen davon kennen wir: Bei lang anhaltendem Stress sind wir kaum noch aufnahmefähig und können uns immer weniger merken. Im MRT zeigte sich aber, dass die Dichte der sogenannten grauen Substanz – die unter anderem aus Nervenzellen und Verknüpfungen zwischen den Zellen besteht – zugenommen hatte. Der Stress wurde regelrecht aus dem Gehirn gefegt.

Aber das ist noch nicht alles. Meditation besänftigt gleichzeitig unser Angst- und Alarmzentrum, das bei Stress aktiviert wird. Anders als im Hippocampus entsteht hier im Mandelkern genau der gegenteilige Effekt: Die graue Substanz wird abgebaut. Und das ist gut so, denn bei hohem und dauerhaftem Stress nimmt in diesem Areal das Wachstum der Nervenzellen zu – ein Zeichen dafür, dass unser Gehirn unter schädlichem Daueralarm steht.

Britta Hölzel war von den Ergebnissen fasziniert, zeigen sie doch einmal mehr, wie wandlungsfähig unser Gehirn ist. Bis ins hohe Alter können wir Veränderungen nahezu rückgängig machen wie eben auch die negativen Folgen von Stress. Und das allein durch die Kraft unseres Geistes bei der Meditation. Verweilen wir achtsam im Hier und Jetzt und lassen unsere Gedanken zur Ruhe kommen, helfen wir dem Gehirn dabei, sich selbst zu reparieren. Das zeigt, dass die Meditation ein kraftvolles Werkzeug ist, mit dem wir unseren Selbstheilungskräften unter die Arme greifen können.

Sara Lazar fand sogar erste Hinweise darauf, dass Meditation dem typischen altersbedingten Substanzabbau im Gehirn entgegenwirken kann. Das lässt hoffen, doch stehen diese Forschungen noch ganz am Anfang.

Meditation hilft allerdings nicht nur gegen typische Stresssymptome, sie hat eine viel umfassendere Wirkung auf unseren Körper, unser Denken und unser Fühlen. Doch für all diese positiven Effekte musste sich die westliche Welt erst einmal öffnen.

Meditation – nur etwas für Exoten?

Es ist noch gar nicht so lange her, da stieß Meditation vor allem auf tiefe Skepsis. Wenn buddhistische Mönche meditierten, mochte das ja noch angehen, westliche Meditierende aber ernteten nur ein verständnisloses Kopfschütteln. Meditation wurde mit Exotik, Esoterik und mit Menschen in Verbindung gebracht, die auf unerfindlichen Wegen der Selbsterleuchtung zu wandeln schienen. Weit abgehoben vom Boden jeglicher Tatsachen. Doch das hat sich geändert. Gerade so »harte Fakten« wie die aus dem Labor von Sara Lazar und Britta Hölzel offenbaren, dass Meditation alles andere als Humbug oder nur etwas für gläubige Geister ist. Seit nunmehr über zehn Jahren liefert uns die Wissenschaft in immer schnellerem Tempo neueste Erkenntnisse. Die Meditationsforschung gibt es zwar schon viel länger, aber auch die Forscher selbst hatten anfangs damit zu kämpfen, dass dieser Untersuchungsgegenstand in der Fachwelt belächelt wurde.

So richtig aufmerksam wurde die Öffentlichkeit erstmals durch spektakuläre Untersuchungen des amerikanischen Neurowissenschaftlers Prof. Dr. Richard Davidson. 2003 schloss er buddhistische Mönche aus dem engsten Kreis des Dalai-Lama in seinem Labor an der University of Wisconsin in Madison ans EEG an. Er wollte ihre Hirnströme messen, während sie meditierten. Auch der französischstämmige Mönch Matthieu Ricard war dabei. Von Haus aus Molekularbiologe, hatte er dreißig Jahre in einem buddhistischen Kloster verbracht. Die verkabelten Mönche praktizierten die buddhistische Meditation »der liebenden Güte und des bedingungslosen Mitgefühls«. Auch sie ist eine Form der

Achtsamkeitsmeditation. Die ältesten unter ihnen hatten vierzig Jahre lang insgesamt bis zu 50 000 Stunden lang meditiert.

Bekannt war, dass während der Meditation langsamere Alpha- und Thetawellen zunehmen. Sie stehen für einen entspannten Zustand und treten auch auf, wenn wir einfach dösen. Bei Matthieu Ricard schlug das EEG dramatisch aus, allerdings hauptsächlich woanders – im schnellen Gammawellenbereich. Das sind Hirnströme über 30 Hertz, die allerhöchste Stufen von Konzentration, Wachheit und Aufmerksamkeit anzeigen. Der Ausschlag war so stark, dass sich Richard Davidson fragte, ob das Gerät defekt war. Auch die anderen Mönche hatten ungewöhnlich hohe Werte. In diesen schnellen Gammawellenbereich vorzustoßen werden wir wohl nie schaffen, was aber auch gar nicht nötig ist. Denn auch die langsameren Wellen führen schon dazu, dass wir während der Meditation nicht einfach wegschlummern, sondern geistig rege und wach bleiben, und zwar deshalb, weil die Wellen wesentlich gleichförmiger sind als beim einfachen Dösen. Das zeigt: Meditation ist weit mehr als eine simple Entspannungstechnik. Sie führt mit etwas Übung dazu, dass wir ruhig, entspannt und wach zugleich sind. Und sie fördert unsere Konzentration.

Heilkraft Meditation

Entspannt und aufmerksam sind wir auch bei der achtsamkeitsbasierten Meditation, die in den letzten Jahren in Deutschland sehr populär geworden ist. Das liegt vor allem daran, dass sich das Programm zur Stressreduktion durch Achtsamkeit MBSR nach Jon Kabat-Zinn längst nicht mehr nur an Patienten mit chronischen Schmerzen oder stressbedingten Erkrankungen wendet. Seit einiger Zeit wird diese weltliche Form des Achtsamkeitstrainings in vielen deutschen Großstädten auch von niedergelassenen MBSR-Trainern angeboten. Hier finden sich vor allem Menschen ein, die mit den täglichen Stressbelastungen nicht mehr zurechtkommen. Die achtwöchigen Kurse sind regelrecht zur Mode geworden, was ihren Wert jedoch keineswegs schmälert. Im Gegenteil: Es zeigt, wie hilfreich die Achtsamkeitsmeditation auch für Menschen ist, die keine 50 000 Stunden Meditationserfahrung hinter sich haben. Hier lernen sie die Meditation auf den Atem und den Bodyscan, von dem schon im vorangegangenen Kapitel die Rede war – eine Übung, die hilft, den Körper besser wahrzunehmen.

Gerade die Achtsamkeitsmeditation hat zu einem erstaunlichen Forschungsboom geführt, und das vor allem zu der Frage, wie sich dieses Training auf unsere Gesundheit auswirkt. Mittlerweile liegen zahlreiche Studien dazu vor, die zeigen, dass die Achtsamkeitsmeditation nicht nur gegen den täglichen Stress hilft, indem sie Blutdruck, Atem- und Herzfrequenz senkt. Durch diese Effekte verbessern sich auch Angststörungen und Depressionen. Depressionen soll sie sogar genauso wirksam bekämpfen, wie Medikamente es tun. Die Achtsamkeitspraxis lässt auch die Hautkrankheit Schuppenflechte schneller heilen, stärkt das Immunsystem und lindert chronische Schmerzzustände. Der Psychologe und Kollege von Britta Hölzel in Boston, Tim Gard, konnte vor kurzem sogar herausfinden, warum der Schmerz nachlässt: Erstaunlicherweise beruhigt die Achtsamkeitsmeditation genau die Hirnregionen, die für unser Denken zuständig sind. Der Schmerz lässt nach, wenn wir damit aufhören, ihn mit unseren Gedanken kontrollieren zu wollen. Und gerade das ist ja das A und O der Achtsamkeit: Sie bringt unseren ewig kreisenden Denkapparat zum Stillstand.[1]

Meditation – der Glücksverstärker

Kann uns Meditation gar glücklich machen? Zumindest hilft sie uns dabei, unsere Emotionen besser in den Griff zu bekommen und wesentlich ausgeglichener zu leben. Das ist übrigens der Grund, warum sogar der Dalai-Lama höchstpersönlich dafür eintritt, dass buddhistische Meditationsformen wie die der Achtsamkeit allen Menschen zugänglich gemacht werden. Auf einem der regelmäßigen Treffen mit Wissenschaftlern aus aller Welt im Jahr 2000 forderte er sie ausdrücklich auf, innovative Wege zu finden, die das ermöglichen.[2] In der buddhistischen Tradition spielen »sanfte« Gemütszustände wie Akzeptanz, Gleichmut und Mitgefühl eine zentrale Rolle. Und die können sehr heilsam wirken. Bei uns hingegen herrschen viel häufiger Ärger, Unzufriedenheit oder sogar Feindseligkeit vor. Gerade Feindseligkeit und Zynismus aber – auch das zeigt wieder einmal die Wissenschaft – können das Risiko, einen Herzinfarkt zu erleiden, erheblich steigern.

Wie sich die achtsamkeitsbasierte Meditation auf Menschen auswirkt, die im Alltag mit eher negativen Gefühlen zu kämpfen haben, untersuchten Jon Kabat-Zinn und Richard Davidson gemeinsam – in einer wegweisenden Studie. Gesunde Mitarbeiter einer amerikanischen Biotechnikfirma litten unter Stress, aber auch Angst und Frustration. Sie nahmen an einem achtwöchigen MBSR-Training teil, das Jon Kabat-Zinn persönlich durchführte. Nach Ablauf des Programms zeigte sich, dass die negativen Gefühle stark nachgelassen hatten. Das ließ sich im EEG auch an den Gehirnströmen der Mitarbeiter ablesen: Die Aktivität nahm in denjenigen Bereichen der linken Hirnhälfte zu, die mit positiven Gefühlen in Verbindung gebracht werden, im präfrontalen Kortex. Den entsprechenden Arealen in der rechten Hirnhälfte werden die negativen Gefühle zugeschrieben. Die Mitarbeiter jedenfalls konnten ihren Aufgaben wieder viel gelassener nachgehen. Negative Gefühle wurden schlichtweg durch positive ersetzt. Und genau bei den Mitarbeitern, die diese Effekte zeigten, wurde auch das Immunsystem gestärkt. Wie konnten die Forscher das wissen? Sie hatten die beginnende Grippesaison genutzt und den Teilnehmern vor den Experimenten eine Grippeimpfung verabreicht. Die Blutproben zeigten: Die Mitarbeiter mit linksseitiger Aktivität reagierten mit einem weit höheren Anstieg der Antikörper gegen den Impfstoff. Positive Emotionen, so die Schlussfolgerung der Forscher, wirken sich nicht nur vorteilhaft auf das Immunsystem, sondern insgesamt auf das körperliche Wohlbefinden aus. Die achtsamkeitsbasierte Meditation kann das befördern, denn sie verbessert die Fähigkeit, mit Stress umzugehen.[3]

Negative Bewertungen und Gefühle können Krankheitsverläufe verschlechtern. Positive Energie und Gedanken hingegen unterstützen unsere Selbstheilungskräfte. Unterdessen konnte die Hirnforschung immer wieder zeigen, dass Achtsamkeitsmeditation eine Quelle positiver Energie ist. Sie hilft dabei, negative Gefühle und Bewertungen bewusst zu machen und abzubauen. Einen weiteren Beweis dazu lieferte wieder Britta Hölzel. Sie konnte zeigen, dass die Dichte der Nervenzellen mit zunehmender Meditationspraxis genau in der Region größer wurde, die dafür zuständig ist, unsere Emotionen zu regulieren – im sogenannten orbitofrontalen Kortex. Er hilft uns dabei, wenn wir lernen, negative Bewertungen und Gefühle in positive zu verwandeln.[4]

Immer mehr Studien der letzten Jahre führen uns eindrucksvoll vor Augen, wie die Macht unseres Geistes durch die Meditation unser Gehirn umformen kann. Und das mit weit weniger als zigtausend Stunden Training. Neue neuronale Verschaltungen entstehen und vorhandene werden verstärkt oder abgeschwächt. Je häufiger die neuen Verknüpfungen genutzt werden, desto stärker schleifen sich auch die neuen Verhaltens- und Denkmuster ein. Eine positive innere Grundeinstellung, aber auch unsere Fähigkeit, mit widrigen Umständen umzugehen (Resilienz), kann so gefestigt werden, erklärt Richard Davidson in seinem Buch *Warum wir fühlen, wie wir fühlen*. »Durch Achtsamkeit«, sagt er darin, »übt das Gehirn neue Reaktionsweisen auf Erfahrungen und Gedanken ein.«[5] Haben wir vorher beispielsweise auf den Gedanken, was wir am Tag noch alles erledigen müssen, mit Überforderung reagiert, können wir ihn nun wahrnehmen, beobachten und ohne Bewertung loslassen. Wenn uns durch den Kopf rast: »O Gott, ich muss das Auto in die Werkstatt bringen, mein Kind zum Arzt fahren, einkaufen, zum Schuster …«, und was noch alles, ist es durch Achtsamkeit möglich zu denken: »Ja, ich fühle mich durch all das gerade überfordert, aber es hilft mir nicht, mich in Panik zu versetzen. Eins nach dem anderen.« Die erstaunliche Formbarkeit des Gehirns macht es möglich, unsere wenig nützlichen Gedanken und Gefühle über neue, heilsamere Wegstrecken umzulenken.[6]

Und wie war das mit dem Glück? Ach ja: Die verkabelten Mönche wurden auch in den Magnetresonanztomographen geschoben. Erstaunlicherweise ließen sie sich von dem Lärm in der engen Röhre nicht aus ihrer meditativen Ruhe bringen. Es zeigte sich, dass die Hirnregionen am aktivsten waren, die unsere guten Gefühle verarbeiten: Freude, Liebe und Mitgefühl. Meditation kann also wahre Glücksgefühle auslösen. Vielleicht können wir mit ihr Glück sogar wie einen Muskel trainieren. Das war jedenfalls die pressewirksame Schlussfolgerung, die Richard Davidson so berühmt gemacht hatte. Ob das wirklich so ist? Und wie lange es wohl dauert, bis wir dorthin gelangt sind? Probieren Sie es aus.

Diese und viele andere »harte Fakten« haben mit dazu beigetragen, dass wir westlichen Skeptiker besänftigt wurden. Immer mehr Menschen entdecken für sich, welch heilsame Wirkung die Meditation haben kann. Was buddhistische Mönche aus über zweitausendjähriger Erfahrung längst wissen und selbst in ungezählten Meditationssitzungen erfahren, liegt uns nun schwarz auf weiß vor: Meditation kann Körper und Psyche direkt beeinflussen – allein dadurch, dass wir unseren Geist beruhigen und dem ewig kreisenden Rad negativer Gedanken keine Beachtung mehr schenken. Die Macht des Geistes ist immens. Die gesundheitlichen Fakten allein erfassen aber längst nicht das, was die Achtsamkeitsmeditation ausmachen kann. Denn sie ist weit mehr als ein praktisches Instrument zur Blutdrucksenkung und Schmerzbekämpfung oder ein Trainingsgerät für den »Glücksmuskel«. Auch wendet sie sich nicht nur an Menschen, die bereits erkrankt sind. Entscheidend ist, wie sehr sie den Alltag eines jeden von uns verändern kann. Denn die Meditationsübungen helfen dabei, den Kern, der in ihnen steckt, auch in das ganz normale Leben zu übertragen: die Achtsamkeit.

Achtsamkeit – eine kleine Lebenshilfe für den Alltag

Der Begriff »Achtsamkeit« hört sich erst einmal sehr abstrakt an und versperrt so manchem den Zugang. Tatsächlich aber ist Achtsamkeit eine sehr wirkungsvolle Alltagshilfe mit tiefgreifenden Folgen. Achtsamkeit ist nichts anderes als eine besondere Form der Aufmerksamkeit. Diese innere Haltung kann das Gefühl für uns selbst und all die Situationen, in denen wir täglich stecken, grundlegend ändern. Achtsamkeit führt nicht nur in die ersehnte Ruhe und fährt den Stress herunter, sie verhilft uns auch zu einer viel positiveren und sorgsameren Grundhaltung – uns selbst, anderen und sogar dem Leben gegenüber. Dadurch erleben wir jeden Moment wesentlich intensiver, werden aber auch gelassener und nachsichtiger. Und wir können tatsächlich viel mehr in Übereinstimmung mit uns selbst leben. Genau damit geben wir unserem Gehirn und Körper auch die Möglichkeit, alle lebensnotwendigen Abläufe immer wieder ins Gleichgewicht zu bringen.

Wie aber geht das genau mit der achtsamen Haltung? Achtsam zu sein bedeutet, die Aufmerksamkeit ganz auf das zu richten, was wir gerade tun und empfinden. Geübt wird das wie erwähnt mit Hilfe der Achtsamkeitsmeditation in Form von Atemmeditation oder Bodyscan. Die achtsame Haltung lässt sich aber auch auf viele Momente im Alltag übertragen. Ob das nun das Zähneputzen ist, das Gespräch mit einer Freundin oder die Mail, die gerade geschrieben werden muss. In dem Moment zählt nur das Hier und Jetzt, sonst nichts. Weder das, was war, noch das, was kommen wird. Es bedeutet, uns nicht von tausend anderen Dingen ablenken zu lassen oder sie parallel gleich mit zu erledigen. Multitasking – das ging erst kürzlich durch die Presse – soll unser Gehirn sogar schlichtweg überfordern, auch wenn viele von uns sicherlich stolz auf diese Fähigkeit sind. Auf Dauer ist das allerdings sehr anstrengend. Oft haben wir das Gefühl, nur noch zu funktionieren und dem Leben hinterherzulaufen. Das hat John Lennon in seinem Song *Beautiful Boy* auf dem 1980 veröffentlichten Album *Double Fantasy* sehr treffend beschrieben: Das Leben ist das, was stattfindet, wenn wir gerade dabei sind, andere Pläne zu schmieden.

Doch keine Sorge, Achtsamkeit im Alltag heißt nicht, dass wir alles nur noch ganz langsam machen und am Ende nichts von dem geschafft haben, was erledigt werden muss. Es reicht schon, wenn wir wenigstens hin und wieder mit der Aufmerksamkeit genau dahin zurückkehren, wo wir gerade sind. Schon diese wenigen Male haben eine sehr beruhigende Wirkung. Plötzlich ist es auch möglich, den Moment wieder viel mehr zu genießen. Das ist leicht gesagt, werden Sie vielleicht einwenden. Und ja, es stimmt, es ist gar nicht so einfach. Aber es geht mit der Zeit und etwas Geduld wunderbar. Wir werden sogar viel effektiver und gelangen wesentlich entspannter an die Ziele, die wir uns gesteckt haben.

Achtsam zu sein heißt aber auch, alles, was wir gerade erleben, erst einmal stehenzulassen, ohne direkt zu reagieren. Und ohne zu bewerten. Genau darin sind wir ja wahre Meister: jeden Menschen, der uns begegnet, jeden Schmerz, den wir empfinden, oder jedes Wort, das wir hören, direkt einzuordnen und mit einem negativen oder positiven Stempel zu versehen. Und genau das führt in die krankmachenden Stressfallen, die wir uns selbst stellen. Wenn wir erst einmal im Stress sind, neigen wir noch mehr dazu, alles negativ zu betrachten und automatisch und impulsiv zu reagieren. Eine achtsame Haltung kann dabei helfen, zunächst einmal innezuhalten und für einen Moment ganz bei sich zu bleiben. Erst dann geht es weiter. Schon tragen uns Ärger, Wut oder Enttäuschung nicht mehr so schnell davon. Das Ziehen und Zerren und der ganze Druck, den wir uns selbst machen (dieses »Es muss doch …«, »Da sollte man aber …«, »Ich will aber sofort …«), erscheinen plötzlich in einem ganz anderen Licht. Gelingt es, sich von den negativen Gedanken, schnellen Bewertungen und »Muss-Aufträgen« zu lösen, laufen die Dinge erstaunlicherweise viel geschmeidiger und sogar erfolgreicher.

Ein Tipp: Wer sich für Meditation interessiert, aber kein Fan von Kursen ist, kann MBSR auch per Buch und CD lernen. Maren Schneider zum Beispiel führt in ihrem Buch *Stressfrei durch Meditation*[7] sehr anschaulich durch das achtwöchige Programm.

Die Meditation ist ein eindrucksvolles Beispiel dafür, wie wir durch eine bestimmte »Technik« selbst Einfluss auf die Prozesse in unserem Körper und auf unser psychisches Gleichgewicht nehmen können. Aber auch das, was wir glauben und erwarten, kann unsere Selbstheilungskräfte in Gang setzen. Dafür liefert insbesondere die Placeboforschung beeindruckende Hinweise.

6

Die Kraft von Glaube und Erwartung

Wenn der Schmerz verfliegt

Der amerikanische Anästhesist und Schmerzforscher Henry K. Beecher arbeitete während des Zweiten Weltkriegs in einem Lazarett an der Front. Täglich wurden Verletzte eingeliefert, die unter starken Schmerzen litten. Morphium war deshalb eines der unentbehrlichen Medikamente. Eines Tages aber ging das Schmerzmittel aus, und die Soldaten waren ihren Qualen hilflos ausgeliefert. In seiner Not füllte Beecher einfach Kochsalzlösung in die Spritzen und verabreichte sie den Verletzten. Er verriet jedoch nichts und ließ sie in dem Glauben, auch weiterhin Morphium zu bekommen. Erstaunlicherweise geschah, was gar nicht geschehen konnte: Die Schmerzen ließen nach. Dabei hatten die Soldaten ein völlig wirkungsloses Mittel erhalten. Wie konnte das sein? Bildeten sie sich nur ein, dass die Schmerzen verschwunden waren? Offensichtlich hatte ihr Glaube daran, dass ihnen Morphium injiziert wurde, etwas bewirkt.

Wir kennen dieses Phänomen auch aus ganz alltäglichen Situationen. Ein typisches Beispiel werden viele von uns in der Kindheit erlebt haben. Denken Sie einmal kurz zurück, wie Sie als kleines Kind Fangen gespielt haben oder Fahrrad gefahren sind. Da konnte es auch schon mal wild zugehen, und in einer scharfen Kurve oder bei einem letzten Hechtsprung ans ersehnte Ziel lagen Sie plötzlich auf der Nase.

Die Tränen kullerten, und das Geschrei war groß. Denn es tat richtig weh. Was aber unternahmen Ihre Mutter, Ihre Oma oder Ihr Vater? Vermutlich trösteten sie Sie und klebten ein Pflaster auf die Wunde. Viele von uns haben aber erlebt, dass die Erwachsenen noch ein zusätzliches Zaubermittel hervorzogen: Sie pusteten auf die schmerzende Stelle und sagten: »Jetzt wird alles wieder gut.« Tatsächlich tat es dann gar nicht mehr so weh, und wir rannten sogleich ins nächste Abenteuer.

Vielleicht wenden Sie diesen »Trick« ja auch bei Ihren eigenen Kindern an. Was aber steckt dahinter? Henry K. Beecher jedenfalls war so beeindruckt von dem, was er erlebt hatte, dass er sich diesem Phänomen, dem sogenannten Placeboeffekt, intensiver widmete. 1955 veröffentlichte er darüber die erste wissenschaftliche Abhandlung.

Alles nur Placebo?

Der Begriff »Placebo«, der im Lateinischen wörtlich »Ich werde gefallen« heißt, ist vielen vor allem aus der klinischen Medikamentenforschung bekannt. Bevor ein neues Medikament zugelassen wird, muss in Studien eindeutig nachgewiesen werden, dass es sich in seiner Wirkung signifikant, also bedeutsam, von einem wirkstofffreien Mittel – eben einem Placebo – unterscheidet. Diese Scheinmedikamente können aus einfachem Zucker, Stärke oder wie bei Beecher aus Kochsalzlösung bestehen. Das Problem bei diesen Medikamententests ist jedoch: Immer wieder berichten auch Probanden in den Kontrollgruppen, die »nur« ein Placebo erhalten haben, dass sich ihre Symptome gebessert hätten. Da ja nicht sein darf, was nicht sein soll, wurde dieser Placeboeffekt für die Pharmaforschung eher zum Ärgernis und zum Störfaktor ihrer Untersuchungen. Immer noch hängt ihm der Makel der Täuschung und der Einbildung an.

Tatsächlich aber ist der Placeboeffekt ein in der Medizin weit unterschätztes Phänomen. Denn er führt uns vor Augen, dass wir kraft unserer Psyche enormen Einfluss auf die Aktivierung unserer Selbstheilungskräfte nehmen können. Es ist nicht die Zuckerpille selbst oder die Kochsalzlösung, die plötzlich wie von Geisterhand Heilkräfte entwickelt. Die Wirkung entsteht in unserem Kopf: durch das, was wir glauben und erwarten, denken und hoffen. Die Placeboforschung, die sich diesem Phänomen seit der Jahrtausendwende nunmehr intensiv widmet, liefert uns dazu immer wieder beeindruckende Hinweise.

Am besten erforscht ist der Placeboeffekt tatsächlich beim Schmerz. Wie also kommt es, dass er durch den Glauben an die Kochsalzlösung im Krieg oder an das Pusten der Mutter in unserer Kindheit verschwindet?

Der Schein, der nicht trügt

Prof. Dr. Jon-Kar Zubieta, Universität Michigan, und Prof. Dr. Fabrizio Benedetti, Universität Turin, zwei der renommiertesten Placeboforscher, sind den Mechanismen hinter diesem Effekt seit vielen Jahren auf der Spur. In zahlreichen Studien konnten sie zeigen, dass die von Beecher beobachtete Schmerzlinderung auf ganz realen Prozessen im Gehirn beruht. Wird Probanden ein Scheinmedikament verabreicht, ihnen aber in Aussicht gestellt, dass es gegen Schmerzen wirkt, werden im Gehirn körpereigene Opiate ausgeschüttet, konkret: endogenes Morphium. Es hat Ähnlichkeit mit dem künstlich hergestellten und kann ebenso Schmerzen lindern. Die starke Erwartung hat dann direkten Einfluss auf unser Nervensystem und aktiviert unsere »innere Apotheke«. Zubieta war der Erste, der das beim Schmerz nachweisen konnte.

Die Neurologin Dr. Ulrike Bingel ist noch weiter in die Tiefen des Schmerzes beziehungsweise des Gehirns vorgedrungen, um das Geheimnis von Glauben und Erwartung zu lüften. Sie gehört zu einem international vernetzten Team renommierter Placeboforscher. Wir besuchten sie im Universitätsklinikum Hamburg-Eppendorf, um mehr darüber zu erfahren.

Soeben hatten sie und ihre Mitarbeiter in Experimenten wegweisende Ergebnisse erzielt. Zunächst einmal wollte Ulrike Bingel wissen, ob sich der Placeboeffekt auch in den Gehirnstrukturen selbst widerspiegelt. In einem Experiment gingen die Probanden davon aus, dass eine hochwirksame Schmerzsalbe getestet wurde. In Wirklichkeit aber war es ein Placebo. Diese vermeintliche Schmerzsalbe wurde auf den Arm der Probanden aufgetragen, an einer anderen Stelle eine Kontrollsalbe. Nach kurzer Zeit gab Ulrike Bingel auf beide Stellen einen Schmerzreiz, und die Probanden sollten bewerten, wie stark sie ihn spürten. Tatsächlich empfanden sie genau dort weniger Schmerz, wo das Placebo aufgetragen worden war. Denn sie glaubten ja, dass es hochwirksam ist.

Das Experiment wurde im MRT wiederholt, um herauszufinden, was sich dabei im Gehirn abspielt. Es zeigte sich: Die positive Erwartung beeinflusst genau die Areale, die für die Verarbeitung von Schmerzen zuständig sind. Das klassische Schmerzareal wurde »heruntergefahren«, das schmerzhemmende hingegen aktiviert.

Schmerzen entstehen aber eigentlich woanders. Schneiden wir uns beispielsweise mit einem Messer in den Finger, wird der Schmerz von den Sinneszellen über das Rückenmark zum Gehirn weitergeleitet. Wo also wurde der Schmerz in den Experimenten aufgehalten? Erst im Gehirn? Ulrike Bingels Team machte dazu eine sensationelle Entdeckung: Schon auf der tieferen Ebene des Rückenmarks können wir den Schmerz allein durch die Kraft unserer Erwartung hemmen.

Spätestens hier wird klar, dass der Placeboeffekt mit Einbildung wenig zu tun hat. Vielmehr macht er uns noch weit eindrücklicher als die Meditation darauf aufmerksam, wie stark die Macht von Geist und Psyche ist. Er ist tatsächlich das deutlichste Zeichen für das große Potenzial unserer Selbstheilungskräfte. Wir müssen es nur nutzen.

Was heilt denn hier eigentlich?

Aber sind es nicht vor allem die Medikamente, die uns wieder gesund machen oder Linderung verschaffen? Das jedenfalls wird uns doch immer wieder vermittelt. Und davon sind wir meistens ja auch selbst überzeugt. In der Schulmedizin herrscht noch immer die Auffassung vor, dass es in erster Linie der Wirkstoff in einem Medikament oder eine bestimmte Behandlungstechnik ist, die Wirkung erzielen und Heilung hervorbringen können. Das sind sicherlich die Nachwirkungen des »Maschinenzeitalters«, in dem davon ausgegangen wurde, dass es für jede Krankheit ein passendes Mittel geben müsste. Und das ist es dann, was wirkt (siehe Kapitel 1, »Das offene Geheimnis der Selbstheilungskräfte«). Doch ist es wirklich so?

Ulrike Bingel ist auch dieser Frage nachgegangen. In ihren Experimenten, aber auch in denen anderer Forscher wird klar: Nein, es ist nicht so. Medikamente sind zwar nicht wirkungslos, aber es kommt nahezu immer ein Effekt hinzu, der durch unsere positive oder negative Erwartung entsteht. Das ist allerdings von Mensch zu Mensch unterschiedlich. Oft ist die Wirkung, die wir durch unsere Erwartungen erzielen, sogar größer als die des Medikaments selbst. Ulrike Bingel jedenfalls konnte das eindrücklich zeigen. Ihre Probanden bekamen diesmal über einen Tropf ein tatsächlich hochwirksames Schmerzmittel. Das Frappierende aber war: Je nachdem, was sie ihnen sagte, wurde eine andere Wirkung hervorgerufen. Stellte sie Schmerzlinderung in Aussicht, konnte die Wirkung des Medikaments fast verdoppelt werden. Hatten die Probanden eine negative Erwartung, weil sie dachten, dass der Wirkstoff abgesetzt wurde, waren die Ergebnisse noch dramatischer: Die schmerzlindernde Wirkung des Medikaments konnte fast komplett aufgehoben werden. Obwohl das hochwirksame Medikament die ganze Zeit über durch den Tropf lief.

Diese Erkenntnisse haben auch weitreichende Auswirkungen auf die Behandlung von Patienten. Denn welche Wirkungen Medikamente tatsächlich entfalten, hängt ganz wesentlich auch vom Arzt ab: ob er in der Lage ist, im Patienten eine positive Erwartung an die Therapie aufzubauen.

»Man muss ja mal ganz ehrlich sagen«, erklärt Ulrike Bingel im Interview, »diese Erkenntnisse, die gibt es ja schon seit mehreren tausend Jahren. Auch Platon hat damals schon geschrieben, dass bestimmte Kräuter nur in Kombination mit bestimmten Worten wirken.«

Genauso wie bei der Meditation glauben wir jedoch erst dann wieder an dieses uralte Erfahrungswissen, wenn wir die Beweise schwarz auf weiß in den Händen halten – vor allem in Form der modernen bildgebenden Verfahren. Das ist auch gut so. Doch immer häufiger frage ich mich: Müssen wir tatsächlich alles und jeden erst in den Scanner schieben, um zu begreifen, was uns hilft? Ulrike Bingel jedenfalls wünscht sich, dass die Erkenntnisse in Zukunft nicht nur vereinzelt, sondern flächendeckend von Ärzten und Therapeuten umgesetzt werden. Langfristig, so die Hoffnung vieler Placeboforscher, könnten damit auch Nebenwirkungen von Medikamenten oder sogar Medikamentengaben selbst reduziert werden. Wen das allerdings viel weniger freut als uns, ist die Pharmaindustrie. Benedetti geht sogar so weit zu sagen, dass in manchen Fällen auch Wirkungen ohne Medikamente erzielt werden könnten. Aber bis dahin ist es noch ein langer Weg, denn viele Fragen sind in der Forschung noch offen.

So viel ist jedoch klar: Erwartung und Glauben bestimmen Heilungsprozesse ganz entscheidend mit. Sie kommen bei jeder Behandlung, nicht nur der medikamentösen, zum Tragen. Der Placeboeffekt wird aber noch durch andere Mechanismen ausgelöst. Und: Er wirkt nicht nur bei Schmerzen.

Von Scheinoperationen, giftgrünen Drinks und anderen Merkwürdigkeiten

Nicht nur Zuckerpillen oder Kochsalzlösung, auch Scheinakupunktur und sogar Scheinpsychotherapie wurden von den Forschern eingesetzt – alles, um dem Placeboeffekt auf den Grund zu gehen. Weltberühmt wurden insbesondere

Scheinoperationen, die bereits vor vielen Jahren im texanischen Houston an Patienten mit Kniearthrose durchgeführt wurden. Eine Gruppe erhielt die übliche sogenannte Arthroskopie, bei der mit Hilfe einer Sonde Knorpel entfernt und das Knie gespült wird. Eine zweite bekam eine einfache Spülung. Bei der dritten Gruppe aber wurde das Knie nur leicht eingeschnitten, damit es so aussah, als seien die Patienten operiert worden. Und siehe da: Nach zwei Jahren gaben die Teilnehmer aller Gruppen an, dass sich ihre Symptome gebessert hätten.

Der Placeboeffekt ist noch längst nicht bei allen Erkrankungen oder Beeinträchtigungen erforscht, aber es gibt bereits eine große Palette, bei der sich zeigt, dass er wirkt. Dazu gehören auch Depressionen, Magen-Darm-Erkrankungen und sogar sexuelle Funktionsstörungen. Ich möchte Sie nicht mit der gesamten Liste langweilen, aber ein paar einschlägige Erkenntnisse sollten Ihnen nicht vorenthalten werden. So kann beispielsweise bei Parkinsonpatienten der Botenstoff Dopamin verstärkt ausgeschüttet werden, sobald sie Linderung durch ein Medikament erwarten. Auch wenn es nur ein wirkstofffreies ist – das ist ebenfalls ein »Klassiker« der Placeboforschung –: Das Dopamin bewirkt, dass das Zittern im Körper und die Bewegungsstörungen zurückgehen. Denn ein Mangel an diesem Neurotransmitter ist der Grund für die typischen Symptome bei Parkinson, der Schüttellähmung.

Durch die Kraft unserer Psyche können auch die Magenaktivität gesteigert und der Blutdruck gesenkt werden, wie die Placeboforscherin Dr. Karin Meissner von der Universität München erst kürzlich zeigen konnte. Sogar Herzbeschwerden ließen nach. In allen Fällen glaubten die Patienten, ein wirksames Medikament zu bekommen.

Eindrücklich ist auch das Beispiel eines anderen Forschungsteams, von dem im *Spiegel Special* 6/2007 berichtet wird: Schwangeren wurde ein Mittel gegeben, das gegen Übelkeit wirken sollte. Es ging ihnen danach tatsächlich besser. Eines hatte man ihnen allerdings nicht verraten: Das Medikament war ein Brechmittel. Die positive Erwartung, die der Versuchsleiter in ihnen geweckt hatte, verkehrte die Wirkung des Mittels sogar in ihr Gegenteil.[1]

Was Krebs betrifft, scheint der Placeboeffekt zwar Nebenwirkungen zu lindern. Er hat aber nicht die Kraft, das Wachstum der Tumoren selbst zu beeinflussen, so zumindest der aktuelle Forschungsstand.[2]

Die Kraft der Erwartung wirkt längst nicht bei jedem gleich. Es können also nicht alle Menschen ähnlich gut auf ihre »innere Apotheke« zurückgreifen. Zwischen 20 und 80 Prozent sprechen in den Experimenten darauf an, wenn ihnen positive Wirkungen in Aussicht gestellt werden. Warum die einen auf die Heilkraft des Glaubens reagieren und andere nicht, ist noch nicht geklärt. Aber erste Hinweise gibt es: Manche Menschen scheinen aus unterschiedlichsten Gründen schlichtweg beeinflussbarer zu sein als andere. Oder ihre Bereitschaft, an das Positive zu glauben, ist einfach größer. Jedenfalls sind einigen Studien zufolge Optimisten offenbar eher für den Placeboeffekt empfänglich als Pessimisten.[3] Was ja durchaus einleuchtet. Ganz entscheidend ist vermutlich, ob überhaupt und wie stark wir an die positiven Wirkungen glauben, die uns in Aussicht gestellt werden. Deutlich wird das am »Extrembeispiel« von Alzheimerpatienten. Im fortgeschrittenen Stadium der Erkrankung können sie die Erwartung neurobiologisch nicht mehr in Schmerzlinderung umsetzen. Deshalb hat der Placeboeffekt keine Chance zu wirken.

Ulrike Bingel hat zudem erste Anzeichen dafür gefunden, dass sich die Struktur bestimmter Gehirnregionen bei placebosensiblen und -unsensiblen Menschen möglicherweise unterscheidet. Das zeigte sich zumindest bei Experimenten zum Schmerz. Einige, bei denen der Schmerz durch ein Placebo nachließ, hatten in den schmerzverarbeitenden Arealen eine wesentlich dichtere Verknüpfung zwischen den Nervenzellen.

Damit die Patienten von den Erkenntnissen der Placeboforschung bestmöglich profitieren können, wollen sich die Wissenschaftler noch intensiver der zentralen Frage widmen: Bei wem wirkt die Kraft von Glaube und Erwartung wie und unter welchen Umständen am besten?

Was die Placeboforschung so faszinierend macht, ist vor allem eines: Sie zeigt sehr eindrücklich, dass Psyche, Geist und Körper keineswegs getrennt sind – und dass es bei einer Behandlung auf weit mehr ankommt als auf Medikamente und Technik. Es geht auch um positive Gefühle, Gedanken und den Glauben an Besserung. Ganz entscheidend scheint dabei zu sein, dass der Arzt für diesen »guten Geist« mit Sorge trägt. Denn er ist es meistens, der die positiven Erwartungen in uns weckt. Wenn er es denn will und tut.

Die Kraft der Suggestion kann aber auch von anderen »Autoritäten« ausgelöst werden. So glauben beispielsweise viele Patienten, dass große Kapseln besser wirken als kleine, Spritzen eher als Tabletten und originalverpackte Medikamente sicherer als Nachahmerpräparate, obwohl exakt der gleiche Wirkstoff enthalten ist. Tatsächlich wirken sie dann auch besser. Bei den Original-Medikamenten entscheidet zudem der Preis: Was teurer ist, muss ja besser sein. Auch Medienberichten oder Erzählungen von Freunden schenken wir Glauben – im positiven wie im negativen Sinne. Die

Bedeutung, die wir den Dingen zuweisen, spielt dabei eine zentrale Rolle.

Wir erwarten nicht nur, wir lernen auch

Der Placeboeffekt begegnet uns im Grunde genommen jeden Tag. Bei manchen wirken Kopfschmerztabletten viel früher, als es der Wirkstoff selbst vermag. Auch schlucken wir Nahrungsergänzungsmittel oder Vitaminpräparate bei Erkrankungen, bei denen sie eigentlich gar nichts ausrichten können. Dennoch fühlen wir uns besser. Hier wirkt nicht nur die Erwartung, auch andere Mechanismen spielen eine wichtige Rolle dabei, ob ein Placeboeffekt ausgelöst wird. Es sind unsere Vorerfahrungen und das, was wir gelernt haben. Hat das Vitamin einmal etwas gebracht, wird es das vermutlich auch in Zukunft tun, denn wir verbinden automatisch mit ihm: Es wirkt ja. Ähnlich erging es den Soldaten im Zweiten Weltkrieg. Da sie gute Erfahrungen mit Morphium gemacht hatten, erwarteten sie auch das nächste Mal Besserung. Sogar koffeinfreier Kaffee wirkt, wenn wir denken, dass er den Muntermacher enthält.

Hinter dem Lerneffekt jedenfalls steckt die klassische Konditionierung – wie bei dem berühmten Pawlowschen Hund. Immer dann, wenn er von dem russischen Physiologen Iwan Pawlow Futter bekam, erklang ein kleines Glöckchen. Das führte dazu, dass ihm das Wasser im Mund zusammenlief. Nach einiger Zeit erklang zwar noch das Glöckchen, aber es gab kein Futter mehr. Was geschah: Der Speichel floss trotzdem.

Auch wir können offenbar konditioniert werden, auch wenn wir das nicht gern hören. Als »assoziatives Lernen«

kennen wir das aber nur zu gut: Haben wir beispielsweise wunderschöne romantische Begegnungen auf einer nach Lavendel duftenden Wiese in Südfrankreich erlebt, müssen wir nur an profanem getrocknetem Lavendel im Supermarkt riechen, und schon entsteht das gleiche Kribbeln im Körper wie damals – und sogar das Herz schlägt höher. Auch wenn Lavendel eher dafür bekannt ist, dass er eine beruhigende Wirkung hat. Was zählt, sind die Erlebnisse, die wir mit dem Duft verknüpft haben.

Viel eindrucksvoller ist allerdings, dass sogar unser Immunsystem auf Heilung konditioniert werden kann. Über unser Bewusstsein, das heißt über Gedanken und Erwartungen, geht das allerdings nicht, denn die Abläufe im Immunsystem sind ja durchweg unbewusster Natur. Der Psychologe Prof. Dr. Manfred Schedlowski, der am Universitätsklinikum Essen den Verbindungen von Psyche, Nerven-, Immun- und Hormonsystem auf den Grund geht, hat es jedoch geschafft, das Immunsystem auszutricksen. Er reichte seinen gesunden Versuchspersonen giftgrün gefärbte Erdbeermilch mit einem Schuss Lavendel. In ihr war ein Mittel enthalten, das die Immunabwehr unterdrückt. Es kommt vor allem bei Patienten nach einer Organtransplantation zum Einsatz, damit das Organ vom Körper nicht abgestoßen wird. Im Blut der Probanden zeigte sich, dass es wirkte. Nach mehreren Einnahmen des Drinks war der Wirkstoff jedoch nicht mehr enthalten. Dennoch reagierte das Immunsystem, vermutlich allein durch den Geschmacksreiz.

Das kann in ferner Zukunft möglicherweise weitreichende Auswirkungen haben. Denn in Versuchen mit Ratten hatte Schedlowski bereits herausgefunden, dass bei ihnen durch Konditionierung nicht nur die Immunabwehr reduziert wurde. Tatsächlich stießen sie ein fremdes Organ, das ihnen eingesetzt wurde, zeitlich verzögert oder gar nicht ab. Obwohl sie nach einiger Zeit nicht mehr die Zuckerlösung mit einem Wirkstoff, sondern nur noch das Zuckerwasser bekamen. Manfred Schedlowski erhofft sich, dass allein durch das Training des Immunsystems eines Tages die Dosis der Medikamente und damit auch die unerwünschten Nebenwirkungen reduziert werden können.

Bis zum möglichen Einsatz von Placebos bei Transplantationen ist es noch ein weiter Weg, das Training des Immunsystems funktioniert aber auch bei Arthritis, Neurodermitis oder Rheuma. 2010 ist es amerikanischen Forschern gelungen, das Immunsystem auf die Wirkung von Kortison zu konditionieren. Bei Patienten mit Schuppenflechte konnten sie das ungeliebte Medikament zu fast 80 Prozent durch eine wirkstofffreie Scheinsalbe ersetzen.

Hier drängt sich fast automatisch die Frage auf, was es dann eigentlich mit der Homöopathie auf sich hat. Ist sie »nur« ein Placeboeffekt – wie Kritiker oft abschätzig äußern? Ein Wirkstoff lässt sich schließlich nicht nachweisen. Nach mehrmaligem Potenzieren, das heißt Verdünnen, soll nur noch eine Art »Abdruck« des Wirkstoffs vorhanden sein. Der Streit um die Homöopathie entbrennt immer wieder. Die Frage ist nur: Ist es tatsächlich so entscheidend, ob der nicht nachweisbare »Abdruck« eines Wirkstoffs zum Ergebnis führt oder vielleicht »nur« der Placeboeffekt? Der kann nämlich genau dadurch zustande kommen, dass die intensive Zuwendung der meisten Homöopathen positive Erwartungen in die Mittel weckt und damit die Chemie unseres Körpers verändert. Da kann ich mich nur Prof. Dr. Harald Walach anschließen, der in seinem Buch *Weg mit den Pillen*[4] zu dem persönlichen Schluss kommt, im Grunde spiele es keine Rolle. Was zählt, ist die Wirkung.

Wenn man den Forschungen folgt, scheint es *eine* ganz wichtige Voraussetzung für den Placeboeffekt zu geben – dass er von außen ausgelöst wird. Aber können wir uns nicht auch selbst »austricksen«, indem wir uns eindringlich sagen, dieses Medikament oder jene Behandlung werde uns schon helfen? Es wäre schön, wenn das möglich wäre: sich vorzunehmen, ganz fest an Heilung zu glauben, und schon träte sie ein. Ganz so einfach ist es allerdings nicht. Das wäre auch viel zu mechanistisch gedacht und brächte uns in Teufels Küche: Was ist, wenn es nicht funktioniert? Sind wir dann selbst schuld?

Keineswegs, denn es hängt nicht allein von unserem Glauben und uns selbst ab, ob wir gesund werden oder nicht. Viel zu viele andere Einflüsse können eine Rolle spielen. Das heißt aber noch lange nicht, dass wir die Kraft von Glaube und Erwartung nicht für uns nutzen könnten. Wie es Walach sehr treffend ausdrückt: »Nicht immer, wenn wir glauben, wir werden geheilt, geschieht das auch. Aber ohne Glauben ist es schwer, eine Besserung zu erreichen.«[5]

Warum also sollte das, was von außen möglich ist, nicht auch von innen in Gang gesetzt werden können? Denn die Erforschung des Placeboeffekts zeigt nicht nur, dass Milchzucker oder gute Worte wirken können. Vielmehr lässt sie uns immer besser verstehen, wie sich unser Gehirn und Körper selbst heilen oder zumindest Linderung verschaffen können, unterstützt durch die Kraft unserer Psyche. Wir können uns zwar nicht selbst eine Zuckerpille geben und uns sagen, dass ein Wirkstoff enthalten ist. Aber wir können andere Wege nutzen, um unsere Selbstheilungskräfte in Gang zu setzen. Indem wir beispielsweise darauf

Einfluss nehmen, wie wir gestimmt sind und wie wir Situationen bewerten. Eine optimistische Grundhaltung jedenfalls ist »gesünder« als eine pessimistische. Wir können uns durchaus selbst Mut zusprechen, versuchen, den Dingen eine gute Seite abzugewinnen, und eine positive innere Haltung kultivieren. Durch Meditation, innere positive Bilder oder andere Methoden wie zum Beispiel Entspannungstechniken, die Körper und Seele ins Gleichgewicht bringen.[6] Das geht nicht von jetzt auf gleich und ist kein Heilmittel mit hundertprozentiger Erfolgsgarantie. Aber es wirkt sich tatsächlich günstig auf unsere Gesundheit aus.

Umgekehrt heißt das aber auch, dass negative Gedanken, böse Erwartungen und die Aufgabe jeglicher Hoffnung Heilung verhindern können. Das zeigt sehr eindrücklich der böse Bruder des Placeboeffekts – der sogenannte Noceboeffekt.

Wie negative Gedanken schaden können

Völlig ausgezehrt und dem Tode nahe wurde der sechzigjährige Vance Vanders ins Krankenhaus eingeliefert. Er hatte mehr als 50 Kilo verloren. Die Ärzte waren ratlos, denn sie konnten keine Ursache feststellen. Trotz künstlicher Ernährung ging es mit ihm immer weiter bergab. Erst als er wiederholt das Bewusstsein verlor, bat seine Frau um ein Gespräch mit dem behandelnden Arzt, Dr. Doherty. Sichtlich verängstigt erzählte sie eine unheimliche Geschichte.

Eines Abends hatte Vance Vanders eine Verabredung auf dem örtlichen Friedhof. Er traf sich mit einem Mann, der sich in der Gegend als Hexenarzt betätigte. Der Voodoopriester schwenkte eine Flasche mit faulig stinkender Flüssigkeit vor Vanders' Gesicht und sagte diesem, er sei zum Tode verdammt. Nichts und niemand könne ihn von diesem Fluch erlösen. Bald schon werde er sterben. Von da an ging es Vance Vanders immer schlechter.

Als seine Frau geendet hatte, war Dr. Doherty erstaunt und fasziniert zugleich. Was aber konnte Vanders retten? Der Arzt fasste einen Plan. Am nächsten Morgen rief er die gesamte Familie des Patienten zusammen und erklärte im Brustton der Überzeugung, dass er nun wisse, was Vanders fehlte. Er hätte den Priester in der Nacht auf dem Friedhof getroffen und ihm unter Androhung von Gewalt das Geheimnis seines bösen Schwurs entlockt. Der Hexenarzt hätte Eidechseneier in Vanders' Magen hinterlassen. Eines der geschlüpften Tiere hätte überlebt und würde ihn nun von innen auffressen. Die Lösung: Er müsse von der Eidechse befreit werden.

Da Dr. Doherty mit der ganzen Kraft seiner ärztlichen Autorität sprach, glaubten alle Anwesenden die haarsträubende Geschichte. Mit dramatischen Gesten führte er das Zeremoniell aus: Er griff zu einer riesigen Spritze mit Brechmittel und verabreichte Vanders das Medikament. Es wirkte schnell, denn die Dosis war hoch. In dem allgemeinen Durcheinander zog der Arzt heimlich eine Eidechse hervor und hielt sie vor Vanders' Gesicht. Jetzt sei der Fluch vorbei, und seiner Genesung stehe nichts mehr im Weg, erklärte er. Und was geschah? Vanders fiel in einen tiefen Schlaf und wurde innerhalb weniger Wochen wieder völlig gesund.

Eine solche Geschichte mag man kaum glauben, aber sie soll sich tatsächlich 1938 in den USA so zugetragen haben. Veröffentlicht wurde sie von dem Arzt Clifton Meador, der sie von Dr. Doherty persönlich erfahren hatte. Sicherheitshalber ließ er sie sich jedoch von einer Krankenschwester und einem anderen Arzt bestätigen.[7] Wie konnten Worte so mächtig sein, dass sie sogar zum Tode führten, fragte er sich. Für die Wissenschaft ist es nicht leicht, herauszufinden, was genau negative Erwartungen, Gedanken und Ängste in unserem Körper anrichten können. Die Erforschung des Noceboeffekts (»Nocebo« heißt »Ich werde schaden«) weist zwar den Weg, aber sie stellt die Forscher auch vor ethische Probleme. Schließlich dürfen Probanden durch Testreihen nicht gefährdet werden. Das ist sicherlich auch ein Grund dafür, dass der Noceboeffekt weit weniger erforscht ist als der Placeboeffekt. Um den Auswirkungen negativer Erwartungen auf den Grund zu gehen, sind allerdings auch Studien möglich, die für die Probanden ungefährlich sind und keine bleibenden Schäden hinterlassen. Es muss ja nicht gleich ein Todesfluch ausgesprochen werden. Auch ohne diesen steigen die Forscher immer mehr dahinter, wie sich unser Denken über Nervenbahnen und Hormone auch negativ in unserem Körper auswirken kann. Die Stressforschung liefert dafür bereits umfassende Hinweise (siehe Kapitel 3, »Der moderne Löwe«). Und wenn es dann doch »ans Eingemachte« geht, müssen die armen Ratten herhalten. Zumindest bei der Erforschung von Angst, Stress sowie klassischen Lernprozessen durch Konditionierung. Auf direkte Ansprache, mit denen Erwartungen ausgelöst werden, reagieren sie ja leider nicht.

Ganz ohne dramatische Folgen für die Probanden, aber sehr aufschlussreich ist eine aktuelle Nocebostudie, die an der Schmerzklinik in Kiel durchgeführt wurde. Zum Einsatz kam, was die meisten eher lieben: Schokolade. Die Frage, die die Forscher unter Leitung des Schmerzexperten und Psychologen Prof. Dr. Hartmut Göbel bewegte, war: Kann Schokolade zu Kopfschmerzen führen, wenn eine entsprechende negative Erwartung geweckt wird? 108 Probanden wurden in zwei Gruppen eingeteilt. Beide erhielten genau die gleiche Schokolade. Der einen Gruppe wurde jedoch gesagt, dass das Naschwerk extra für das Experiment hergestellt worden wäre und einen Stoff enthalte, der Kopfschmerzen auslösen kann. Die andere erhielt die Information, die Schokolade sei völlig unbedenklich.

Voraussetzung für die Teilnahme an dem Versuch war, dass keiner der Probanden Probleme mit Kopfschmerzen jeglicher Art hatte. Tatsächlich bekam rund ein Drittel derjenigen, die die »böse« Schokolade gegessen zu haben glaubten, Kopfschmerzen. In der anderen Gruppe war es nur eine einzige Person. So kann sogar die gute Schokolade Schmerzen auslösen, wenn man nur dran glaubt. Die Suggestivkraft unserer modernen Hexenmeister, der Ärzte und Therapeuten, kann eben ganz schön groß sein. Das demonstrieren die Forscher immer wieder sehr eindrücklich.

Bei Risiken und Nebenwirkungen …

Auch aus dem Alltag kennen wir die Kraft der Suggestion. Ein typisches Beispiel sind die Beipackzettel in Medikamentenpackungen. Es ist in diesem Fall das offizielle Dokument, das uns sagt: Dieses oder jenes kann ab jetzt passieren. Immer wieder kommt es vor, dass Patienten dann eines oder mehrere der Symptome entwickeln, die sie kurz zuvor abgedruckt gesehen hatten – sogar diejenigen, die selbst laut Beipackzettel nur in den allerseltensten Fällen auftreten. Selbstverständlich ist nicht auszuschließen, dass die Medikamente selbst zu den Symptomen geführt haben. Die Forscher gehen aber davon aus, dass viele dieser erlebten Nebenwirkungen tatsächlich auf die Kraft negativer Erwartungen zurückzuführen sind. Zu jedem Medikament kommt eben der Effekt hinzu, der allein durch den Glauben ausgelöst wird – im positiven wie im negativen Sinne. Und er kann stärker sein als das Medikament selbst.

Manfred Schedlowski hält es deshalb für dringend erforderlich, dass Ärzte die Patienten mit ihren Beipackzetteln nicht allein lassen. Viel eher sollten sie die positiven Erwartungen an die Wirkung verstärken, ohne jedoch schönzumalen. Es geht darum, eine realistische Einschätzung davon zu vermitteln, wie groß überhaupt die Wahrscheinlichkeit ist, dass Nebenwirkungen auftreten. Das ist natürlich eine Gratwanderung, denn viele Menschen sind gerade Medikamenten gegenüber äußerst kritisch eingestellt. Die differenzierte Information durch den Arzt ist aber deshalb so wichtig, weil sonst der Noceboeffekt sich selbst überlassen wird und großen Schaden anrichten kann: Die Nebenwirkungen werden verstärkt oder überhaupt erst ausgelöst. Und so manche Patienten verzichten sogar auf lebenswichtige Medikamente, wenn sie sich nur die lange Liste der Nebenwirkungen in der Packung durchlesen.

Den Effekt der Beipackzettel machen sich auch die Forscher zunutze. Denn eine der natürlichsten Situationen, in denen der Noceboeffekt untersucht werden kann, ist die, dass Informationen über mögliche Nebenwirkungen gegeben werden. Wie dramatisch die Effekte sein können, zeigt eine amerikanische Studie mit dem Medikament Finasterid. Es wird Patienten mit gutartiger Prostatavergrößerung verschrieben. Mögliche Nebenwirkungen sind Libidoverlust, Erektions- und Ejakulationsstörungen. Ein Jahr lang nahmen 107 Patienten das Medikament ein. Eine Gruppe wurde über die möglichen Nebenwirkungen detailliert aufgeklärt, die andere erhielt keinerlei Informationen. Wie Sie sicherlich erwarten werden, haben diejenigen, die davon wussten, viel häufiger über die unseligen Effekte geklagt als die Nichtinformierten: Es stand rund 44 Prozent zu 15 Prozent.[8]

Wenn wir nur daran denken

Auch beim Noceboeffekt spielen sowohl unsere Erwartungen als auch unsere Vorerfahrungen eine wichtige Rolle. Bekannt ist, dass es Krebspatienten bereits auf dem Weg zur Chemotherapie übel werden kann, einfach weil sie wissen, was sie erwartet. Auch wenn sie nur in den Behandlungsraum treten, den bekannten Geruch wahrnehmen oder beispielsweise den Behandlungsstuhl sehen, setzt die Übelkeit ein. Das Gelernte wird mit ganz neutralen Reizen – Autofahrt, Geruch oder Stuhl – in Verbindung gebracht und setzt die Prozesse im Körper in Gang. Teilnehmerinnen an einer Medikamentenstudie zu einem Chemotherapeutikum fielen sogar die Haare aus, obwohl sie nur ein Placebo erhalten hatten. Da sie aber wussten, dass Haarausfall eine typische Begleiterscheinung bei Chemotherapien ist, reagierten auch hier Gehirn und Körper.

Die Kraft der bösen Erwartungen macht sich ebenso bei sogenannten antihormonellen Therapien in der Behandlung von Brustkrebspatientinnen bemerkbar. 70 Prozent der Mammakarzinomformen werden durch das Hormon Östrogen gespeist. Um zu verhindern, dass der Krebs zurückkehrt oder sich Metastasen bilden, wird deshalb bei Patientinnen mit dieser Form des Brustkrebses fünf Jahre lang eine Therapie mit Antiöstrogen empfohlen. Viele Patientinnen brechen sie jedoch aufgrund von Nebenwirkungen ab. Sie ähneln den Symptomen, die während der Menopause auftreten können. Wie die Psychologen Prof. Dr. Winfried Rief und Dr. Yvonne Nestoriuc in einer Studie an der Universität Marburg zeigen konnten, waren die Nebenwirkungen vor allem bei denjenigen Patientinnen am stärksten ausgeprägt, die schon vor der Behandlung negative Erwartungen entwickelt hatten – durch Informationen in der Presse, von Bekannten oder auch durch eigene Erfahrungen in der Menopause, die sie dann auf die Therapie übertrugen.

Die Macht der bösen Gedanken kann eben eine Menge Schaden anrichten, und das nicht nur durch negative Erwartungen, die von außen aufgebaut werden – wie Beipackzettel, Presseinformationen, Berichte von Bekannten oder eben Ärzte –, auch wir selbst können dazu beitragen: durch die Bedeutung, die wir den Dingen zuschreiben, negative Bewertungen oder Vorerfahrungen. Allerdings können wir auch »umlernen«, und zwar dann, wenn wir eine neue, tiefgreifende Erfahrung machen, Hoffnung schöpfen und Vertrauen zurückgewinnen: in uns selbst und diejenigen, die uns auf dem Weg der Gesundung begleiten. So wie Vance Vanders, der dank seines einfallsreichen Doktors dem Tod ja doch noch mal von der Schippe gesprungen ist …

Gerade »böse Worte« werden von Ärzten jedoch leider häufig unterschätzt. Vor allem aber wird den guten viel zu wenig Wert beigemessen.

Heilmittel Arzt?

Haben Sie schon einmal erlebt, dass Sie wegen Magenproblemen, Kopfschmerzen oder anderer Beschwerden zum Arzt gegangen sind – aber kaum hatten Sie im Wartezimmer Platz genommen, ließen die Symptome nach? Das ist eine Erfahrung, die immer wieder von Patienten berichtet wird. Auch ich habe das schon häufiger erlebt und mich dann gefragt: Ist das der typische Vorführeffekt? Soll ich jetzt einfach wieder gehen? Ich bin dann aber doch geblieben.

Was hier wirkt, ist sicherlich das positive und beruhigende Gefühl: Ich habe etwas unternommen und bin jetzt in guten Händen. Wir nehmen das erhoffte Ergebnis regelrecht vorweg. Auch das ist ein Placeboeffekt, denn um die Kraft von Glauben und Erwartung auszulösen, bedarf es keiner Zuckerpille oder Schein-OP. Allein schon die Atmosphäre in einer Praxis, die Freundlichkeit der Arzthelferinnen, die Einrichtung bis hin zur Sauberkeit können Einfluss darauf nehmen, wie wir uns fühlen. Und damit unseren inneren Arzt aktivieren. Fühlen wir uns in der Praxis allerdings nicht wohl, ist das Personal unfreundlich, abweisend oder arrogant und die Ausstattung nicht vertrauenerweckend, kann all das den gegenteiligen Effekt auslösen. Das betrifft ganz besonders den Arzt. Denn er übt offenbar die stärkste Kraft im medizinischen Alltag aus, wie die Forschung immer wieder zeigt. In ihn setzen wir schließlich auch unser Vertrauen und unsere ganze Hoffnung. So wird auch der Arzt selbst zum Placebo, ohne dass irgendeine Pille im Spiel sein muss. Oder aber zum Nocebo.

Dr. Doherty, der das Leben von Vance Vanders retten konnte, hob den bösen Noceboeffekt des Hexenmeisters auf, indem er ihn durch einen Trick ins Positive verkehrte. Vanders glaubte sowohl dem Hexenmeister als auch Dr. Doherty. Denn beide hatten vermutlich eine enorme Ausstrahlung und Überzeugungskraft. Vielleicht war Vanders auch besonders leicht zu beeinflussen. Wie auch immer. Es wirkte. Und beide »Heiler« waren sich dieser möglichen Wirkung bewusst. Leider ist das bei so manchen Ärzten, denen wir begegnen, nicht der Fall. Mit unbedachten Worten, Gesten oder bedrohlichen Ritualen richten sie, wenn auch ungewollt, zum Teil erheblichen Schaden an. Krankheitsverläufe können sich verschlechtern, und Heilung kann verhindert werden. Typisch ist auch die Wirkung von Arztkitteln, Stethoskopen und Krankenakten bei der Chefarztvisite im Krankenhaus. Einen riesigen Tross von Assistenzärzten im Schlepptau, beginnt dann das moderne Schamanenritual. All das kann Vertrauen wecken, aber auch Ängste auslösen.

Wenn Worte und Gesten schaden können

Der renommierte amerikanische Kardiologe Prof. Dr. Bernard Lown hat in seiner langjährigen Tätigkeit viele Patienten erlebt, die ängstlich und voller düsterer Vorahnungen seinen Rat einholten. Dabei stellte er fest, dass andere Ärzte diese negativen Gefühle und Erwartungen in ihnen ausgelöst hatten. Mit taktlosen Bemerkungen, wie »Sie sind eine wandelnde Zeitbombe« oder »Ihr nächster Herzschlag könnte Ihr letzter sein«, verschlechterten sie die Prognose der Patienten.[9] In seinem Buch *Die verlorene Kunst des Heilens* warnt er davor, Patienten mit Ungewissheit und Furcht zu belasten. Er selbst hat Situationen erlebt, in denen das dramatische Folgen hatte.

Eine vierzigjährige Patientin litt an einer Herzklappenverengung. Dadurch staut sich das Blut in der Leber, im Bauchraum sowie in Armen und Beinen. Zum Zeitpunkt der üblichen Visite des Chefarztes hatte sich besonders viel Flüssigkeit in ihrem Körper angesammelt. Der Chef, der an diesem Tag sichtlich überlastet war, bemerkte nur kurz und unbedacht in die Runde des Ärztetrosses: »Das ist ein typischer Fall von TS.«

Als Lown, damals selbst noch Assistenzarzt, mit ihr allein war, murmelte die Frau vollkommen verängstigt: »Das ist das Ende!« Sie glaubte ganz fest, dass TS nur eines bedeuten könne: »terminale Situation«. Tatsächlich war TS aber die Abkürzung für ihr Leiden: Trikuspidalklappenstenose, eine Verengung der Herzklappe zwischen dem rechten Herzvorhof und der rechten Herzkammer. Noch während Lown versuchte, sie zu beschwichtigen und über das Missverständnis aufzuklären, verschlechterte sich ihr Zustand. Wie sich herausstellte, sammelte sich in ihren Lungen Flüssigkeit an und nahm ihr den Atem. Doch diese Symptome traten bei ihrer Erkrankung normalerweise gar nicht auf. Lown kontaktierte den erstaunten Chefarzt und bat ihn, persönlich mit ihr zu sprechen. Als dieser am nächsten Tag an ihr Bett trat, war sie bereits an dem Lungenödem gestorben.[10]

Nicht erst seit dem Aufkommen der psychosomatisch orientierten Medizin wissen die Ärzte, dass Emotionen zu Krankheit beitragen und Krankheitsverläufe verschlechtern können. Dass sich Depressionen und negative Gefühle auf Herzerkrankungen auswirken können, ist vielfach nachgewiesen worden. So entwickeln Frauen einer amerikanischen Studie zufolge dreimal so häufig einen Herzinfarkt, wenn sie überzeugt sind, dafür anfällig zu sein.

Der Dialog zwischen Arzt und Patient ist auch deshalb so wichtig, weil dadurch Emotionen vertieft oder erst geweckt werden können. Angst und Hoffnungslosigkeit sind dabei die schädlichsten Gefühle. Lown betont mit Nachdruck, dass Ärzte einen Patienten niemals ohne das gute Gefühl von Hoffnung und Zuversicht gehen lassen sollten. Und das ist auch möglich ohne Vorspiegelung »falscher Tatsachen«.

Noceboforscher konnten zeigen, dass eine einzige unbedachte, negative Information bereits langfristige Folgen für Patienten haben kann.[11]

Gesundheits- und Krankheitsstress

Es muss nicht immer gleich das Schlimmste eintreten, wenn Ärzte schlechte Prognosen stellen, voreilige Schlüsse ziehen oder durch ihre Informationen Ängste auslösen. Auch lässt sich nicht jeder Patient davon beunruhigen. Es gehört allerdings schon eine gute Portion Optimismus dazu, sich die Worte der Ärzte nicht nahegehen zu lassen. Und damit ist eben auch nicht jeder ausgestattet. Da unser Medizinsystem nach wie vor hauptsächlich auf die Krankheit ausgerichtet ist, wird das Augenmerk im Patientengespräch natürlich auch genau darauf fokussiert: auf Symptome, Diagnosen und mögliche Krankheitsverläufe.

Selbstverständlich wollen Patienten umfassend informiert werden, aber es kommt immer darauf an, wie diese Informationen vermittelt werden. Bestehen sie eher aus Warnungen oder Ermahnungen, doch lieber so schnell wie möglich sein Leben zu ändern, ist das nicht unbedingt gesundheitsförderlich. Wie oft bekommen wir zu hören, was wir alles vermeiden oder am besten tun sollten, um nicht noch kränker zu werden. Aber auch, was wir alles beachten sollten, um gesund zu bleiben. Genau das aber löst vor allem eines aus: Stress und Angst. Angst vor einer Verschlimmerung, wenn wir erkrankt sind, Angst aber auch, dass wir krank werden, wenn wir nicht wie die Weltmeister joggen oder permanent darauf achten, genug Obst und Gemüse zu essen.

Dieser neue Gesundheitsstress erlaubt uns nicht mehr, uns einfach mal zurückzulehnen, alle fünf gerade sein zu lassen und auf unseren Körper und unsere Bedürfnisse zu lauschen. Stress und Angst sind schlechte Ratgeber, sowohl wenn es um die Vorbeugung als auch um die Behandlung von Krankheiten geht. Sie blockieren eher, als dass sie uns helfen, tatsächlich etwas Gutes für uns zu tun. Kurz: Sie schaffen kein »gutes Klima« für unseren inneren Arzt. Denn der reagiert viel lieber auf positive Unterstützung.

Heilende Worte

Nur wenige Heilmittel seien mächtiger als ein sorgsam gewähltes Wort, so Bernard Lown.[12] Was sich Patienten wünschen und was Heilung unterstützt, sind Verständnis, Anteilnahme, Zuspruch und Hoffnung. Wenn der Arzt dabei hilft, trotz finsterer Diagnose einen Silberstreif am Horizont zu erkennen – auch wenn er noch so klein ist –, können sie wieder Mut fassen und positiver nach vorn schauen. Und das ist vielfach fast schon die halbe Miete. Bereits ein warmer Blick, eine zugewandte Körperhaltung oder eine freundliche Geste können im Körper lindernde Prozesse auslösen. Ärzte, die dazu nicht in der Lage sind, sollten wir wohl möglichst meiden.

Lown beklagt sich darüber, dass die feine ärztliche Kunst des Zuhörens und Einfühlens immer mehr verlorengeht, verdrängt von Geräteparks für Diagnostik und Behandlung. Dabei könnte in vielen Fällen durch einfühlsame diagnostische Gespräche auf teure Apparate sogar verzichtet werden. Das wäre für unser kostenintensives Gesundheitssystem gar nicht so ungünstig. Wir dürfen dabei allerdings nicht unterschätzen, dass auch die innere positive oder negative Grundeinstellung der Patienten oder ihre Haltung beispielsweise gegenüber einer bestimmten Therapieform Einfluss nehmen können – sowohl auf den Dialog zwischen Arzt und Patient als auch auf die Heilungsprozesse.

Der Arzt kann sich noch so sehr bemühen: Wenn ein Patient durch frühere Erfahrungen, eine negative Grundeinstellung oder aber nur durch eine vorgefasste Meinung geprägt ist, wird er möglicherweise keine Chance haben, ihn zu erreichen.

Wie aber positive Erwartungen geweckt werden können, dazu eine weitere Geschichte aus dem »Fundus« von Lown (die Lektüre seines Buches ist wirklich empfehlenswert): Ein Patient namens Tony wurde wegen einer schweren Herzmuskelerkrankung eingeliefert. Er befand sich bereits im Endstadium der Erkrankung. An seinem Bett wachte Tag und Nacht eine wunderschöne junge Frau, die Lown für seine Tochter hielt. Tony selbst war ein italienischer Patriarch, der mit seiner weißen Löwenmähne mächtig Eindruck machte. Es stellte sich schließlich heraus, dass die junge Frau nicht seine Tochter, sondern seine Geliebte war. Im Scherz empfahl Lown dem Patienten, sie doch zu heiraten. Der aber winkte ab, schließlich wolle er keine so junge Witwe zurücklassen. Er schlug jedoch ein Abkommen vor: Wenn Dr. Lown ihm schriftlich versichern könnte, dass er noch fünf Jahre zu leben hätte, würde er seinem Vorschlag folgen, denn seine Geliebte wolle ihn unbedingt heiraten. Tatsächlich setzte Lown ein entsprechendes Dokument auf, und dem Patienten ging es von Tag zu Tag besser. Er wurde entlassen und kehrte nach fünf Jahren wieder zu Lown zurück. Seine Situation hatte sich nicht verschlechtert, und so setzten die beiden einen neuen Vertrag auf, in dem ihm der Arzt weitere fünf Jahre Lebenszeit garantierte. Als Tony das zweite Mal zurückkehrte, stand es nicht mehr so gut um ihn, und er verzichtete auf eine erneute Vereinbarung. Er wolle nicht ein weiteres Mal um ein Wunder bitten. Tony lebte dann noch zwei weitere Jahre.[13]

Sogar die Bundesärztekammer hat Ärzten eindringlich ans Herz gelegt, die Kraft von Erwartung und Glauben bei ihrer Arbeit zu beachten. Im Jahr 2010 veröffentlichte sie den Bericht einer wissenschaftlichen Arbeitsgruppe, die die Bedeutung des Placeboeffekts einschätzen sollte. Was herauskam, ist möglicherweise bahnbrechend. Denn erstmals wurde von einer derart einflussreichen Institution innerhalb der Schulmedizin darauf hingewiesen, dass der Placeboeffekt bei nahezu jeder Behandlung im medizinischen Alltag auftritt – in unterschiedlicher Ausprägung und abhängig von der Qualität der Arzt-Patienten-Beziehung – und eben keine Einbildung ist. Es sei notwendig, dass Ärzte ihn nutzen, indem sie positive Erwartungen fördern und das Auslösen negativer vermeiden. Das bedeutet auch, dass sie ihre Worte sorgsam wählen, Empathie zeigen und Vertrauen aufbauen. Denn so könnten sie die Heilung von Patienten optimal fördern und sogar Kosten einsparen.[14]

Dürfen Ärzte denn Placebos einsetzen, ohne dass die Patienten davon wissen? Aus ethischen Gründen ist das nur unter ganz bestimmten Bedingungen erlaubt. Schließlich haben die Ärzte eine Aufklärungspflicht und dürfen das Vertrauen der Patienten nicht aufs Spiel setzen. Dennoch ist bekannt, dass Ärzte mitunter zu Placebos in Form von weit weniger wirksamen Medikamenten greifen. Manchmal, um die Patienten einfach »ruhigzustellen«, wie Fabrizio Benedetti beklagt, oft aber auch, um ihnen zu helfen.

Der amerikanische Placeboforscher Prof. Dr. Ted Kaptchuk hat diese heikle Diskussion im Hinterkopf gehabt, als er sich 2010 fragte, ob es nicht doch möglich sei, den Placeboeffekt auszulösen, ohne die Patienten »täuschen« zu müssen. Dann wäre das ethische Problem ja gelöst. Bislang gingen die Forscher allesamt davon aus, dass der Effekt verschwindet, wenn das Geheimnis gelüftet wird. In einem fast schon subversiven Experiment gab Kaptchuk Patienten mit Reizdarmsyndrom ein Scheinmedikament und klärte sie darüber auf. Auf das Pillenglas schrieb er deutlich lesbar »Placebo«. Entscheidend war aber auch hier, was genau er den Probanden mitteilte. In klinischen Studien habe sich gezeigt, so sagte er ihnen, dass Placebos beim Reizdarmsyndrom Selbstheilungsprozesse auslösen könnten. Es sei eine Form der Geist-Körper-Therapie, die ihre Symptome lindern könne, glauben müssten sie daran allerdings nicht.

Die Ärzte verhielten sich dabei sehr unterstützend und zugewandt. Zweimal täglich nahmen die Patienten die Pillen ein. Drei Wochen später hatten sich die Symptome im Vergleich zu der Kontrollgruppe, die keine Zuckerpillen erhalten hatte, deutlich gebessert. Die Besserung, die mit Hilfe der Placebos eintrat, war genauso ausgeprägt wie die, die mit der Gabe von hochwirksamen Medikamenten gegen das Reizdarmsyndrom erzielt werden kann. Die Patienten hatten einfach an genau die Wirkung geglaubt, die der Arzt ihnen in Aussicht gestellt hatte. Placebo hin oder her. Der

Effekt lässt sich also auch ohne Täuschungsmanöver auslösen. Eindrücklich wird hier aber auch bestätigt, wie entscheidend allein die ärztliche Zuwendung und das bloße Durchführen eines Rituals sein können.[15]

Die gesunden Kräfte wecken

Eine positive Einstellung im Patienten zu fördern kann eben äußerst heilsam sein – für Körper und Psyche. Wie oft wünschen wir uns, dass uns jemand Mut zuspricht und wir die aufsteigende Angst bewältigen können: die Angst, die sich über Nervenbahnen und Botenstoffe auf unseren Körper auswirkt. Gute Worte sind das eine, was helfen kann. Aber es ist noch etwas anderes. Dass die Ärzte und auch wir selbst das wieder viel stärker ins Scheinwerferlicht rücken, was nichts mit Krankheit zu tun hat – unsere gesunden Anteile und unsere Ressourcen. Denn gerade diese Ressourcen, die uns allen in der einen oder anderen Form zur Verfügung stehen, können wir nutzen, um Heilungsprozesse anzustoßen. Wenn uns Ärzte darin unterstützen, sie (wieder) zu entdecken und aktiv einzusetzen, können vermutlich viel größere medizinische Erfolge erzielt werden. Doch im medizinischen Alltag kommt das noch viel zu kurz.

Was aber brauchen wir, um gesund zu bleiben und gesund zu werden? Das fragten wir Gerald Hüther, als wir an der Universität Göttingen haltmachten. Jeder Mensch, so seine Antwort, brauche zunächst einmal etwas anderes. Wir alle sind schließlich sehr individuell. Aber es gebe etwas Übergreifendes, das wir alle benötigen und das mit Vertrauen zu tun hat. Jeder Mensch brauche das Gefühl, dass er etwas kann, dass er Kompetenzen hat und sich in unterschiedli-

chen Lebenssituationen zurechtfindet: Er brauche Selbstvertrauen. Das reiche aber meistens nicht aus, was man spätestens dann sehe, wenn man erkrankt. Dann sei das zweite
Vertrauen wichtig, das Vertrauen, dass, wenn wir es allein
nicht mehr schaffen, jemand kommt und uns beisteht. Das
dritte Vertrauen schließlich könne etwas mit Spiritualität
und Religiosität zu tun haben, müsse es aber nicht. Es sei
das Vertrauen, dass wir in dieser Welt gehalten sind und
dass alles wieder gut wird.

7

Dem Leben vertrauen – trotz allem

Wenn die Angst regiert: Begegnung mit dem Krebs

Wenn wir schwer erkranken, ist es nicht einfach, Vertrauen in uns und das Leben zurückzugewinnen. Das erlebte auch Petra Rang, als bei ihr Anfang 2007 Brustkrebs festgestellt wurde. Damals war sie 43 Jahre alt.

In Höhe der Achselhöhle hatte sie in der linken Brust einen Knoten gespürt, schenkte ihm jedoch wenig Beachtung. Als in der Kindertagesstätte, in der sie als Leiterin arbeitete, Drüsenfieber ausbrach, schwollen ihre Lymphknoten an. Ihr Hausarzt machte einen Test, doch der blieb ohne Ergebnis. Drüsenfieber hatte sie also nicht. Mit dem Knoten in der Brust brachte sie die Schwellung, die wieder verschwand, nicht in Verbindung.

Erst einige Monate später wurde sie wieder auf den Knoten aufmerksam und suchte ihre Frauenärztin auf, die sie zur Mammographie schickte. Dort stellte sich heraus, dass sie noch einen zweiten Knoten direkt vor dem Brustbein hatte, der von außen nicht spürbar war. Für die Ärzte stand so gut wie fest: Brustkrebs. Es folgte eine Gewebeentnahme in der Brustambulanz.

Als sie dort das erste Mal das Wartezimmer betrat, bot sich ihr ein erschütterndes Bild: »Da sind Perückenfrauen«, erinnert sie sich, »da sind ganz hagere Frauen. Dann sehen Sie die Frauen mit den Fischaugen, die kriegt man in der Chemo, indem man ganz dunkle Augenringe bekommt. Und eben die ›Glatzenläufer‹. Und dann sitzen Sie da bei der Erstdiagnostik und denken: Zu denen gehörst du auch bald.«

Bis das Ergebnis eindeutig feststand, vergingen zehn quälende Tage.

»Ich will nicht sterben!«

Die Diagnose traf Petra Rang wie ein Schock. Gerade war sie dabei, eine Fortbildung in der Qualitätssicherung abzuschließen, um sich beruflich weiterzuentwickeln. Sie war voller Pläne. Nun fühlte sie sich von einem Tag auf den anderen aus dem Leben gerissen. »Ich will nicht sterben!«, das war ihr erster Gedanke. Denn mit Krebs, so Petra Rang, assoziiert ja jeder erst einmal den Tod.

Anfangs war sie fassungslos, dann aber wuchs das Gefühl in ihr: »Ich will diese beiden Knoten sofort wieder los sein.« Erst dann konnte sie wieder hoffen, dass das Leben weitergeht. Dennoch wollte sie nicht überstürzt alles stehen und liegen lassen und in die bevorstehende schwierige Zeit aufbrechen. Da sie mitten in den Prüfungen steckte, erbat sie sich noch eine Woche Auszeit. Ihr war es wichtig, das zu Ende zu bringen, was sie angefangen hatte. Danach packte sie ihre Sachen und ging ins Krankenhaus. Ihre linke Brust wurde amputiert und mit Hilfe von Muskelgewebe aus dem Rücken wieder aufgebaut. Fünf Monate lang ging sie alle zwei Wochen zur Chemotherapie, gefolgt von Bestrahlungen und einem Reha-Aufenthalt.

Die Chemotherapie war die härteste Zeit, doch Petra Rang

war entschlossen, sie so gut wie möglich zu überstehen. Während der Behandlungen stellte sie sich das Medikament als Amazone in ihrem Blut vor, die jede einzelne Krebszelle besiegt. So konnte sie sich von dem üblichen Gedanken ablenken, dass reines Gift durch den Körper fließt. Häufiger raten Ärzte und Therapeuten Krebspatienten zu ähnlichen Imaginationsübungen. Unterstützt durch positiv besetzte innere Bilder, können sie die Chemotherapie besser vertragen, so die Annahme.

Petra Rang nutzte jede Pause, in der es ihr besserging, um sich schönen Dingen zu widmen. Zum Entsetzen ihrer Ärzte besuchte sie gemeinsam mit ihrem Mann sogar ein Konzert von Herbert Grönemeyer. Bei derart großen Menschenansammlungen, so die Mahnung der Ärzte, wäre die Gefahr von Infektionen viel zu groß. Petra Rangs Immunsystem war schließlich extrem geschwächt. Doch ihr hatte das Konzert einfach gutgetan, und sie schenkte dem Kopfschütteln der Ärzte keine weitere Beachtung. Die wenigen schönen Momente während dieser angstbesetzten und harten Zeit zu genießen gab ihr Kraft. Dennoch war sie am Ende der zehrenden Behandlung so schwach, dass sie zu Hause die Treppe nicht mehr hochgehen konnte. »Ich bin eigentlich ein sehr geduldiger Mensch, aber da kommt man an die eigenen Grenzen.« Ihr Körper machte einfach nicht mehr mit.

Wie wertvoll Leben ist

Der Krebs stand am Ende einer Reihe von Schicksalsschlägen, die Petra Rang erlebt hatte. Ihr Vater war früh gestorben, ein paar Jahre vor der Diagnose hatte sie ihren dreizehnjährigen Sohn verloren. Später erlitt ihr Mann einen schweren Unfall. Der Krebs gab ihr den Impuls, sich wieder ganz dem Leben zuzuwenden.

»Das war eine Option für mich«, erzählt sie, »die mir wieder ganz bewusst gemacht hat, wie wertvoll Leben ist.« Wirklich leben zu wollen und sich für das Leben zu entscheiden hält sie für das Wichtigste, um mit all den Belastungen umzugehen. Die Ärzte, so ihre persönliche Einschätzung nach all den Monaten der Chemobehandlung, hätten zwar einen großen Anteil daran, wie der Heilungsprozess verläuft. »Aber was ich für mich so wahrgenommen habe, ist, wenn Sie nicht gesund werden wollen, dann werden Sie auch nicht gesund.« In ihrem Chemozimmer lagen Frauen, die einige Zeit später starben. Ihr Eindruck aus den Erzählungen der Frauen war, dass sie einfach nicht wussten, wofür sie leben sollten. Petra Rang wurde bewusst, dass es nur zwei Wege für sie gab: Entweder sie ging mit der Krankheit und all den Schicksalsschlägen um oder sie verzweifelte daran.

»Was ich getan habe?«, erzählt sie. »Ich habe viel Altes losgelassen.« Sie wollte innerlich zu dem werden und so leben, wie es ihr wirklich entsprach. Und sie wollte endlich ihren größten Traum verwirklichen: gemeinsam mit ihrem Mann das Nordlicht sehen. Petra Rang lernte, die Angst zu überwinden und sich ihrem Leben wieder neu zu stellen. Auf diesem Weg begleitete sie vor allem eine: die Psychotherapeutin und Psychoonkologin Christa Diegelmann. Schon kurz nach der Diagnose suchte Petra Rang sie das erste Mal in ihrer Praxis in Kassel auf. Es ist die nächste Station unserer Reise.

TRUST –
den Tonkopf wieder in die Rille setzen

Christa Diegelmann arbeitet seit vielen Jahren mit Menschen, die ein schweres Trauma erlitten haben oder lebensbedrohlich an Krebs erkrankt sind. Gemeinsam mit der Psychotherapeutin Margarete Isermann entwickelte sie eine eigene Behandlungsmethode, »TRUST« genannt. Sie basiert auf neuesten Erkenntnissen der Positiven Psychologie, Traumatherapie und Hirnforschung. Ursprünglich stand »TRUST« für »Techniken ressourcenfokussierter und symbolhafter Traumabearbeitung«. Wesentlich eingängiger steht es heute schlichtweg für das, was es im Englischen auch bedeutet: Vertrauen. Denn genau hierum geht es in den Therapien: nach einer tiefen Krise, wie sie infolge einer Krebsdiagnose auftreten kann, Vertrauen zurückzugewinnen. Vertrauen in die eigenen Kraftquellen und die »innere Weisheit« von Psyche und Körper, Vertrauen, selbst etwas tun zu können, aber auch Vertrauen darin, dem Leben nach der schweren Erkrankung wieder einen Sinn abzugewinnen. Und überhaupt verstehen und einordnen zu können, was da mit einem passiert.

»Wenn wir lebensbedrohlich erkranken«, so Christa Diegelmann, »betreten wir ein neues, fremdes Land, das erst erschlossen werden muss.«

Mit dem Ziel, dieses grundsätzliche Vertrauen in den Patienten zu wecken und zu stärken, knüpfen auch die beiden Therapeutinnen an das Konzept der Salutogenese an. Denn die Fähigkeit, das Leben als sinnhaft zu erfahren, zu verstehen, was geschieht, und selbst handlungsfähig zu sein, ist genau das, was Aaron Antonovsky als »Kohärenzgefühl«

beschrieben hat: eine innere Haltung, die uns hilft, widrigen Umständen und Krisen zu begegnen und unsere Selbstheilungskräfte zu unterstützen (siehe Kapitel 2, »Noch gesund oder schon krank?«).

Kraftquellen gegen die Angst

Wenn Patienten wie Petra Rang in die Praxis kommen, regiert jedoch zuallererst die Angst. All das, worauf sie sich bisher besonnen hatten, erscheint wie weggeblasen, jeder klare Gedanke ist blockiert. Stress und Angst blockieren auch das Gehirn. Sie verhindern, dass es das tun kann, wofür es ja eigentlich da ist: auf uns aufzupassen und alles im Körper gut zu regulieren. Christa Diegelmann vergleicht diese Situation mit einer Schallplatte, die einen Sprung oder Kratzer hat. Der Tonkopf bleibt in der Rille hängen, das Gehirn gerät in einen Extremzustand, und die Weiterverarbeitung von Reizen ist unterbrochen. »Da ist es hilfreich«, erklärt sie, »wenn ein Therapeut diesen Tonkopf wieder in die Rille setzt, damit die Musik weiterlaufen kann.« Deshalb besteht der erste Schritt darin, das Stressniveau zu senken, um wieder einen »kühlen« Kopf zu bekommen. Erst dann ist es möglich, Zugang zu den inneren Kraftquellen zu finden. Auch Petra Rang stand noch unter Schock, als sie das erste Mal zu Christa Diegelmann kam.

Gerade Gefühle von Angst, Hilflosigkeit und Hoffnungslosigkeit können Krankheitsverläufe verschlechtern, wie Studien zeigen. »Angst«, so erklärt uns Gerald Hüther im Interview, »macht Selbstheilungskräfte grundsätzlich kaputt. Sie entsteht durch den Verlust des Vertrauens.« Das beste Mittel gegen die Angst sei deshalb, dieses Vertrauen zurückzugewinnen. Stress zu verringern, Vertrauen aufzubauen und die eigenen Ressourcen zu nutzen sind genau aus diesem Grund die obersten Ziele von TRUST. All das stärkt auch die psychische Widerstandskraft: Resilienz, die eine wichtige Voraussetzung dafür ist, die Krankheit zu bewältigen.

Es ist das Grundprinzip in der Vorgehensweise der Therapeutinnen, darauf zu vertrauen, dass jeder Mensch eigene Ressourcen hat und neue entdecken kann, um sich an die beunruhigende Lebenssituation anzupassen und sie nicht als fremdes, beängstigendes Land zu erleben. Und dass wir uns bis ins hohe Alter verändern können. Christa Diegelmann und Margarete Isermann setzen damit genau das um, was wir uns so oft von Therapeuten oder Ärzten wünschen. Sie blicken auf die positiven und stärkenden Seiten trotz oder gerade wegen der bedrohlichen Situation. Als Petra Rang zu ihnen kam, ging es nicht darum, nach möglichen Gründen für den Krebs in der Psyche zu graben. Das wäre eine Sicht, die schnell zu einem Gefühl von Schuld und Versagen führen kann. Zumal wir nie ganz genau wissen können, welches exakt die Ursachen für eine Krebserkrankung sind. Die vor Jahren kursierende Überzeugung, es gäbe eine Krebspersönlichkeit, ist längst widerlegt. Genauso wenig ist es allein der Kämpfertyp, der dem Krebs Einhalt gebietet, wie ebenfalls angenommen wurde. Forschungen zeigen vielmehr, dass eine positive Grundeinstellung wesentlich dazu beitragen kann, in Gehirn und Körper ein Klima zu schaffen, das die in uns angelegten Selbstheilungskräfte unterstützt. Den Therapeutinnen ist es deshalb wichtig, den Blick nach vorn zu richten und die positiven Gedanken, Gefühle und Erfahrungen zu stärken.

So einfach und doch so wirksam

Das »Abc des Wohlbefindens«

Petra Rang war überrascht, wie einfach so manche Methode auf den ersten Blick erscheint. Ein gutes Beispiel hierfür ist das »Abc des Wohlbefindens«. Dabei sollte sie einen beliebigen Buchstaben aus dem Abc auswählen und überlegen, welche Dinge, die mit diesem Buchstaben beginnen, mit Wohlbefinden oder positiven Erfahrungen verbunden sind. Als wir sie zu Christa Diegelmann begleiteten, wählte sie den Buchstaben B. Was ihr dazu einfiel, waren unter anderen die Begriffe »Beziehung«, »Brombeereis«, »Bett«, »Badewanne«, »Baggersee« und »Brötchen«.

Diese Übung wirkt geradezu banal. Was also steckt dahinter? Christa Diegelmann schlägt sie ihren Patienten vor, um hohen Stress und aufkommende Angst zu lindern, zum Beispiel wenn sie nachts wach liegen und ungute Gefühle sie vom Schlaf abhalten.

Das »Abc des Wohlbefindens« zwingt das Gehirn in einen anderen Erregungszustand, denn es kann sich nicht auf die Suche nach passenden Objekten oder Erlebnissen machen und gleichzeitig im Stressmodus verbleiben, erklärt Christa Diegelmann. Das ist der ganze Trick. Der Tonkopf wird wieder in die Rille gesetzt. Das Gehirn wird zudem mit anderen Themen beschäftigt als mit dem alles dominierenden Gedanken »Ich habe Krebs«. Petra Rang konnte so mit Hilfe einer ganz schlichten Methode lernen, sich von Angst und Ohnmacht nicht überfluten zu lassen. Gleichzeitig konnte sie dabei ihre positiven Empfindungen stärken, denn sie stellte sich ja schöne Erfahrungen und geliebte Dinge vor.

Diese und viele andere Übungen, die Christa Diegelmann anbietet, sind nicht nur für Menschen geeignet, die an schweren Erkrankungen leiden oder mit einem Trauma zu kämpfen haben. Sie lassen sich von jedem einsetzen, der Stress, Druck und Angst abbauen und seinem Gehirn helfen will »loszulassen«. In dem Buch *Kraft in der Krise*[1] haben die beiden Psychotherapeutinnen die Übungen zusammengestellt.

Angeregt durch die Erfahrungen bei den Dreharbeiten, wollte ich natürlich selbst wissen, ob das denn klappt mit dem Abc. Als ich einmal nachts wach lag, weil die typischen Gedankenspiralen kein Ende nehmen wollten, probierte ich es einfach aus. Und tatsächlich: Es funktioniert.

Petra Rang konnte ihre Situation im Verlauf der Therapie immer besser annehmen. Das half ihr auch, einen Blick darauf zu werfen, wie sie ihren Alltag vor ihrer Erkrankung gestemmt hatte und ob das noch passte. Petra Rang beschreibt sich selbst als sehr agilen Typ. Sie betätigte sich an vielen »Baustellen« gleichzeitig, kümmerte sich mehr um die Sorgen anderer als um ihre eigenen und verlor sich selbst dabei immer wieder aus den Augen. Das »Abc des Wohlbefindens« ist ein Beispiel dafür, wie sie mit Hilfe stresssenkender Methoden aus ihrem üblichen »Rennmodus« herauskam. Auch von den Therapeutinnen entwickelte »TRUST-Karten« gaben ihr Impulse für eine neue Sichtweise auf ihr bisheriges, aber auch zukünftiges Leben. Auf den Karten steht beispielsweise »Hoffnung«, »Kraft«, »Loslassen«, »Ruhe« oder »Veränderung«.

Um eigene Ressourcen und positive Gefühle zu stärken, arbeiten die Therapeutinnen darüber hinaus mit Imaginationsübungen wie zum Beispiel Traumreisen. Dazu kann gehören, sich im Geiste an einen Ort zu versetzen, an dem man sich wohl fühlt, oder aber sich eine Bergwanderung mit schwerem Gepäck auf dem Rücken vorzustellen. Auf dem Gipfel angekommen, wird das belastende Gepäck abgelegt, Erleichterung tritt ein. Auch bieten sie an, sich innere Helfer zu kreieren, die einen begleiten, zum Beispiel in schwierigen Situationen im Alltag. Das können Tiere, Fabelwesen, mythische Gestalten oder reale Personen sein. Imaginationsübungen haben eine lange Tradition in der Psychotherapie und sind inzwischen auch fester Bestandteil der Traumatherapie. Sie helfen dabei, sich durch die Macht der Vorstellung in andere Situationen zu versetzen oder durch innere Bilder Kraft zu schöpfen. Mit inneren Helfern zu arbeiten ist auch eine gängige Vorgehensweise in der Hypnosetherapie.

Petra Rang lernte mit Hilfe unterschiedlicher Imaginationsübungen, selbst in Momenten tiefster Verzweiflung an eigene positive Erlebnisse und Empfindungen anzuknüpfen. Oder aber durch selbsterschaffene innere Bilder ganz neue positive Erfahrungen zu machen. Auch wenn sie nur im Geiste stattfinden, können sie günstige Reaktionen in Körper und Psyche auslösen.

Wie unmittelbar unser Körper reagiert, je nachdem, womit wir unser Gehirn beschäftigen, macht Christa Diegelmann anhand eines Beispiels anschaulich. Stellen Sie sich vor, Sie beißen kräftig in eine schöne, gelbe Zitrone: Ihr Körper reagiert prompt. Ihr Gesicht verzieht sich, und der Speichel fließt in Ihrem Mund zusammen. Auch der Gedanke an das Kratzen einer Gabel über einen Teller kann ähnlich unangenehme Gefühle und Körperreaktionen hervorrufen. Das Gehirn unterscheidet dabei nicht, ob sich diese Situationen real oder nur in unserem Kopf abspielen. Allein die Kraft der Vorstellung setzt die Reaktionen in Gang. Einmal mehr zeigt sich hier die Einheit von Gehirn, Geist und Körper.

Es gibt sehr bekannte Beispiele dafür, dass sich Gedanken und Vorstellungen auf körperliche Funktionen, aber auch auf die Struktur des Gehirns selbst auswirken können. Eines entstammt einer Studie des Hirnforschers Prof. Dr. Alvaro Pascual-Leone, der an der Harvard Medical School forscht. Er ließ zwei Gruppen eine Woche lang ein einfaches Klavierstück mit der rechten Hand einüben. Der Trick war dabei: Die eine Gruppe übte real, die andere nur in ihrer Vorstellung. Am Ende wiesen beide Gruppen die gleiche Vergrößerung in dem Gehirnareal auf, das für die Bewegung der Finger zuständig ist.[2] Andere Studien zeigen, dass Sportler ihre Leistungen, Konzentration, Bewegungsabläufe und sogar ihre Muskelkraft steigern können, wenn sie im Geiste trainieren oder bestimmte Techniken üben.

Mit den Ressourcen, die uns zur Verfügung stehen, gehen wir allerdings oft sehr verschwenderisch um. Genau das demonstriert Christa Diegelmann ihren Patienten in einer anderen Übung. Sie reicht ihnen ein mit Wasser gefülltes Glas und bittet sie, den Inhalt auf mehrere kleinere Gläser zu verteilen, die vor ihnen stehen. Jedes dieser leeren Gläser steht für einen bestimmten Lebensbereich. Den meisten ergeht es nun so, dass das Wasser am Ende nicht reicht; sie haben sich schlichtweg verschätzt. Die Übung ermutigt viele Patienten, ihre Energie im Alltag anders zu verteilen und sich immer wieder mit neuer Kraft zu versorgen. Wie aber kann diese Kraft geschöpft werden?

Ein mögliches Angebot der Therapeutinnen ist die sogenannte »Baumübung«. Hierbei stellen sich die Patienten einen Baum vor, mit dem sie in Gedanken in Kontakt treten, ihn also auch tasten und erspüren. Bäume stehen für Lebensenergie, die sich in dieser Vorstellungsübung auf die Patienten übertragen kann. Auch ist es möglich, sich selbst als Baum vorzustellen – nach unten verwurzelt, nach oben mit einer ausladenden Krone versehen. Energie und »Nahrung« erhält er sowohl aus den Wurzeln als auch aus den Blättern, die sich der Sonne entgegenstrecken.

Viele Patienten empfinden diese Vorstellung als kraftspendend und befreiend, denn die Energie wird vom Leben geschenkt. Die Übung vermittelt das Gefühl, nicht alles allein leisten und kontrollieren zu müssen. So manches kann auch vertrauensvoll dem Lauf des Lebens selbst überlassen werden.

Die Therapie half auch Petra Rang, wieder Energie zu tanken. Sie ging achtsamer mit sich um und besann sich mehr auf das, was ihr entsprach. Auch gelang es ihr, sich den verschiedenen Schicksalsschlägen in ihrer Biographie zu stellen. Ihr Leben sei nach dem Krebs ein anderes, runderes geworden, erzählt sie uns.

»Ich habe mehr Spaß an den Dingen, ich höre eher auf, wenn ich nicht mehr kann, und rege mich nicht mehr über Pillepalle auf. Es ist einfach nicht mehr so anstrengend.«

Was liegt all den Methoden zugrunde, die Petra Rang neue Kraft gegeben haben und doch auf den ersten Blick so erstaunlich einfach erscheinen?

Gesund durch positives Denken?

Eine wichtige Basis dieser Herangehensweise ist die sogenannte Positive Psychologie. Begründet wurde sie 1999 von
dem Psychologen Martin Seligman mit dem Ziel, die Aufmerksamkeit weg von psychischer Krankheit und Störungen hin zu den Voraussetzungen von psychischer Gesundheit zu lenken. Die Wissenschaft hatte sich lange Zeit fast
ausnahmslos negativen Gefühlen wie Angst oder Depressionen gewidmet. Vertretern der Positiven Psychologie hingegen geht es darum, die Wirkung positiver Gefühle in den
Mittelpunkt zu rücken und zu fördern. Die Psychologin
Barbara Fredrickson, die wichtigste Vertreterin der »zweiten Generation« der Positiven Psychologie, zählt zu einer
positiven Grundeinstellung unter anderem Optimismus,
Hoffnung, Dankbarkeit, Heiterkeit und Vergnügen. Aber
auch Inspiration, Stolz, Liebe und Wertschätzung. In zahlreichen Studien und Experimenten konnte sie zeigen, dass
wir eine positive Gestimmtheit durchaus lernen können. Sie
mache uns aufmerksamer, wacher und kreativer und erhalte
die körperliche Gesundheit, indem sie Stress mildert und
die seelische Widerstandskraft fördert. Und sie lässt uns regelrecht erblühen, wie sie in ihrem Buch *Die Macht der guten Gefühle*[3] beschreibt.
Sie entwickelte im Zuge ihrer Forschungen die sogenannte
Broaden-and-build-Theorie. Das bedeutet, dass uns eine
positive Haltung die Möglichkeit eröffnet, »unseren Geist
zu erweitern (broaden) und uns eine neue Zukunft aufzubauen (build)«.[4] Damit richtete sie sich gegen die weitver-
breitete Annahme vieler Kollegen, dass die Evolution uns
Gefühle vor allem deshalb mit auf den Weg gegeben hätte,

um uns vor Gefahren zu schützen. Schließlich ist unser Stress- und Alarmsystem darauf ausgerichtet, Gefahren und Probleme frühzeitig zu erkennen und damit das Überleben zu sichern. Angst ist somit ein zwar negativ empfundenes, aber überlebenswichtiges Gefühl.

Aufgrund unseres gefahrenorientierten Gehirns neigen wir wohl auch gern zum »Katastrophisieren«. Barbara Fredrickson aber ist überzeugt, dass die positiven Gefühle für das Überleben genauso notwendig sind wie die negativen und deshalb ebenso zu unserer natürlichen Ausstattung gehören. Sie dienten vermutlich schon unseren Vorfahren dazu, Reserven und Ressourcen aufzubauen und sich damit für die nächsten bedrohlichen Situationen gut zu rüsten.[5] Negative Gefühle wie Angst engen unseren Blick und unsere Handlungsmöglichkeiten ein: Es geht um Kampf oder Flucht. Positive hingegen weiten den Horizont und bieten uns einen größeren Spielraum, zu denken und zu handeln.

Wenn Christa Diegelmann Menschen wie Petra Rang darin unterstützt, Stress und Angst ab- und Ressourcen aufzubauen, setzt sie genau hier an: durch positive Gefühle wieder Kraft zu schöpfen, um aus dem Fluchtmodus herauszukommen und den Blick für neue, begehbare Wege zu weiten. Um eines geht es dabei allerdings nicht: nach dem simplen Motto »Denk positiv!« vorzugehen. In vielen einschlägigen Ratgebern begegnet uns diese vereinfachte Sicht der Dinge, die suggeriert, wir bräuchten nur positiv zu denken, und schon würden wir gesund. So eins zu eins geht diese Rechnung freilich nicht auf. Sie würde auch allen, die schwer erkrankt sind, in keiner Weise gerecht. »Negative Gefühle« sind in derart bedrohlichen Situationen immer da, und sie können nicht so mir nichts, dir nichts beiseitegedrängt werden. Das würde auch bedeuten, positive Gedanken zu erzwingen oder sich eine positive Sicht vorzugaukeln. In letzter Konsequenz führt das doch wieder nur in den Stress.

Die Positive Psychologie grenzt sich von dieser »Schönwetterhaltung« ab. Es geht nicht darum, negative Gefühle zu vermeiden, sondern eine Balance zwischen positiven und negativen herzustellen. Da bei einer Krebserkrankung die blockierenden Gefühle überwiegen, ist es Christa Diegelmanns Ziel, die unterstützenden Gefühle umso mehr zu stärken. »Also keinesfalls: ›Denk positiv!‹«, betont sie noch einmal. »Sondern: ›Weil es so schlimm ist, ist es wichtig, Wege zu kennen, wie ich mein Gehirn in einen anderen Erregungszustand bringe, in dem es wieder leistungs- und handlungsfähig ist.‹« Dabei ist es ebenso wichtig, sich mit der Krankheit auseinanderzusetzen und sie anzunehmen.

Christa Diegelmann und Margarete Isermann vermeiden es, falsche Hoffnungen zu wecken. Wer in ihre Praxis kommt, kann nicht davon ausgehen, durch eine positive Einstellung mit Sicherheit geheilt zu werden. Fakt ist aber, dass positive Gefühle statt Stress und Angst eine ganz entscheidende Voraussetzung dafür sind, dass die blockierten Selbstheilungskräfte wieder in Aktion treten.

Neue Erfahrungen für ein neues Gehirn

Bei einer Therapie nach dem TRUST-Prinzip werden die Patienten von Anfang an dazu eingeladen, neue Erfahrungen zu machen, die ihnen helfen, mit der krisenhaften Situation nach der Diagnose Krebs umzugehen. Grundlage für diese Vorgehensweise sind auch hier die aktuellen Erkenntnisse der Forschung zur Neuroplastizität unseres Gehirns. Wie bereits an anderer Stelle erwähnt, können wir unser Gehirn durch das, was wir denken, erleben oder wie wir uns verhalten, bis ins hohe Alter verändern. Alle Erfahrungen, die wir im Verlauf unseres Lebens machen, ja schon vor unserer Geburt, prägen sich unserem Gehirn in Form neuronaler Netzwerke ein. Auf der Basis dieser Erfahrungen entwickeln wir innere Einstellungen, die wiederum beeinflussen, wie wir uns und die Welt ringsumher bewerten. Je nach Bewertung verhalten wir uns dann auch. Einige dieser Verhaltensmuster, die sich in all den zurückliegenden Jahren eingeschliffen haben, sind für unser Leben sehr günstig, andere alte Muster hindern uns irgendwann daran, mit neuen Situationen oder Herausforderungen zurechtzukommen. Die ausgetretenen Pfade führen dann schnurstracks in die Sackgasse. Sie helfen uns gerade in Krisen nicht mehr weiter.

Genau hier knüpfen Christa Diegelmann und Margarete Isermann an: Sie laden die Patienten ein, neue, berührende und tiefgreifende Erfahrungen zu machen. Dabei erleben die Patienten, dass es andere Wege, Lösungen, Sichtweisen, aber auch Wahrnehmungen und Gefühle gibt, die ihnen vermitteln: Ja, es geht. Ich fühle mich gestärkt und sehe wieder ein Licht am Ende des Tunnels. Genau dieser freudige Aha-Effekt ist es, der die eingefahrenen Verknüpfungen im Gehirn erneuert. Denn wenn wir uns einer neuen, noch ungewohnten Erfahrung stellen, wirkt ja unser Antreiberhormon an der Umformung unseres Gehirns mit (siehe auch Kapitel 3, »Der moderne Löwe«). Je intensiver diese neuen Erfahrungen mit Gefühlen verbunden sind, desto eher und stärker kommt es zu den Veränderungen.

Das alles erfolgt selbstverständlich nicht unmittelbar. Wir

können unser Gehirn schließlich nicht wie Knetgummi mal kurz zwischendurch bearbeiten. Je nachdem, wie tief alte Erfahrungen und Verhaltensmuster »eingebrannt« sind, kann eine Veränderung durchaus lange Zeit in Anspruch nehmen. Dadurch sollte man sich aber nicht entmutigen lassen, denn: Es geht ja. Wichtig ist nur, dranzubleiben und die neuen Erfahrungen so oft wie möglich zu wiederholen. Dann werden die neuen »Autobahnen« im Gehirn breiter und ersetzen die alten, ungünstigen Verkehrsverbindungen.

Das Nordlicht

Wie ging es mit Petra Rang weiter? Sie krempelte nicht ihr gesamtes Leben um, sondern versuchte, die Impulse der Therapie in ihren Alltag zu integrieren.

Als Chemotherapie, Bestrahlung und Reha-Aufenthalt beendet waren, verstrich nicht allzu viel Zeit, bis sie wieder zur Arbeit ging. Das tat sie sehr bewusst, denn anfangs hatte sie sich etwas anderes gesagt: »Ich habe jetzt Krebs und muss auf mich aufpassen.« Diese Zwangsruhe, die sie sich auferlegt hatte, tat ihr allerdings gar nicht gut. Petra Rang nennt sie heute die »Phase des Todschonens«. Sie entschloss sich, in die Offensive zu gehen. Da die Arbeit mit den Kindern in der Tagesstätte zu belastend geworden war, schlug sie ihrem Arbeitgeber kurzerhand vor, für sie eine neue Stelle zu schaffen: als Koordinatorin verschiedener Einrichtungen. Der ging tatsächlich darauf ein, so dass sie fortan eine spannende Tätigkeit mit mehr eigenen Gestaltungsmöglichkeiten ausüben konnte.

Heute arbeitet Petra Rang immer noch viel, aber sie geht mit ihren inneren Kräften sorgsamer um. Während sie früher fortwährend ihre Pflichten erledigte, um dann irgendwann im Urlaub ihre leeren Tanks wieder aufzufüllen, achtet sie heute darauf, sich die Energie auch über den Tag verteilt in ganz kleinen Happen wiederzuholen. Durch kleine Pausen, aber ebenso, indem sie Augenblicke mehr genießt und bewusst wahrnimmt. »Wir verschieben doch ständig unser ganzes Leben, nur weil es so ›wahnsinnig stressig‹ ist«, erzählt sie. »Erst suchen wir einen Partner, dann bekommen wir Kinder, dann bauen wir ein Haus, und arbeiten müssen wir auch noch«, fährt sie fort. Der Rest aber werde vergessen. »Wenn Sie erkranken, fangen Sie endlich an, das anders zu sehen. Dabei könnten wir uns auch schon vorher fragen: Was wollte ich denn eigentlich vom Leben?« Seit mittlerweile fünf Jahren ist Petra Rang ohne Befund. Sich als geheilt zu betrachten hielte sie allerdings für vermessen. Dennoch ist sie überzeugt: »Man muss sich entscheiden, weiterzuleben oder aufzugeben. Und ich denke mir, wenn Sie sich für das Leben entschieden haben, dann entwickeln Sie auch die Selbstheilungskräfte.«

Als ich mit dem Buchprojekt starte, rufe ich Petra Rang wieder einmal an. Und wo erwische ich sie? Ja, in Schweden, auf dem Weg zum Nordlicht, gemeinsam mit ihrem Mann. Die beiden hatten Glück, es zeigte sich in seiner ganzen Pracht. Nach ihrer Rückkehr rät sie mir: »Wenn Sie etwas wirklich Erhabenes und Ergreifendes in Ihrem Leben erfahren möchten, dann fahren Sie dorthin.«

8

Das gutgelaunte Gehirn

Die Wege nach Rom

Sie haben mich nun schon eine ganze Weile auf dem Weg durch das Reich der Selbstheilungskräfte begleitet. Ein guter Zeitpunkt, um einmal innezuhalten und Bilanz zu ziehen. Denn die Frage, die vielleicht auch Sie am meisten bewegt, ist: Welchen Weg wählen wir am besten, wenn wir selbst unseren inneren Arzt aktivieren wollen? Worauf kommt es denn eigentlich an? Sollten wir nun alle meditieren oder Traumreisen unternehmen?

Was wir von unserer Recherchereise mitgenommen haben, dreht sich im Grunde um einen zentralen Kern: Um unsere Selbstheilungskräfte zu aktivieren, ist es ratsam, unser Gehirn bei Laune zu halten, damit es seiner Aufgabe, alle notwendigen Funktionen im Körper zu regulieren, auch nachgehen kann. Einige Ansätze und Methoden haben Sie kennengelernt. Sie stehen beispielhaft für das, worauf es immer wieder ankommt: eigene innere und äußere Ressourcen zu nutzen oder neue zu entwickeln, um die innere Balance aufrechtzuerhalten oder wiederherzustellen. Wie sich zeigte, hat auch unsere innere Einstellung Einfluss darauf, wie unser Leben verläuft, wie wir mit schwierigen Situationen umgehen und wie es um unser psychisches und körperliches Wohlbefinden bestellt ist. Positive Gefühle und eine positive Haltung sind dabei für eine innere Ausgeglichenheit förderlich.

In einer berühmten Studie von David Snowdon, Professor für Neurologie an der Universität Kentucky, wurden Tagebuchaufzeichnungen von Nonnen daraufhin untersucht, wie viel positive Gefühle sie darin zum Ausdruck brachten. Die Nonnen hatten im Alter von etwa 22 Jahren mit den Aufzeichnungen begonnen, nun waren sie zwischen 75 und 95 Jahre alt. Es zeigte sich deutlich: Diejenigen, die mehr positive als negative Emotionen zu Papier gebracht hatten, lebten wesentlich länger.[1]

Wenn wir versuchen, eine positivere Grundstimmung zu kultivieren, geht es allerdings nicht darum, alles Negative auszuschalten. Vielmehr kommt es auf das »gesunde« Verhältnis guter und schlechter Gefühle an. Auch zu viel Optimismus kann sich negativ auswirken, denn er lässt uns die Augen vor »Gefahren« verschließen und führt uns leicht in die Selbstüberschätzung. Das Gehirn bei Laune zu halten bedeutet eben nicht, nur noch in »Rosarot« zu leben. Und: Ein positives, optimistisches Lebensgefühl ist zwar förderlich für unser Wohlbefinden, der Umkehrschluss lautet allerdings nicht, dass jeder, der schlechte Erfahrungen macht oder Krisen durchlebt, krank wird.

Damit sich unser Gehirn um die innere Ordnung kümmern kann, braucht es allerdings Unterstützung. Und die kann sehr unterschiedlich aussehen. Es gibt keine Universallösung, die auf jeden passt und ganz sicher Linderung oder Heilung verspricht, auch wenn wir sie uns so manches Mal wünschen. Schließlich ist ja auch »jeder Jeck anders«, wie die Kölner so gern sagen. Das zeigt sich auch in unserem Gehirn und in unserem Körper. Wir »dürfen« uns also die Zeit nehmen, unsere eigenen Wege zu finden. Die in Kapitel 4, »Zurück ins Gleichgewicht«, erwähnte europäische Naturheilkunde, die Traditionelle Chinesische Medizin und die Mind-Body-Medizin berücksichtigen genau diesen Aspekt, dass die Menschen unterschiedlich sind. Es wird der individuell passende Weg gesucht, der den Patienten auch ermöglicht, selbst aktiv zu werden. Ähnlich verhält es sich beim indischen Ayurveda, einer Medizinrichtung, die den Menschen und nicht die Krankheit in den Vordergrund rückt. Hier werden nicht wie in der westlichen Medizin standardisierte Behandlungen für eine bestimmte Erkrankung eingesetzt. Vielmehr geht es darum, die Individualität jedes Menschen zu betonen. So können Patienten mit demselben Krankheitsbild unterschiedlichste Therapien und Medikamente bekommen.[2]

Andere Ansätze seien hier nur beispielhaft genannt, da sie über den Rahmen dieses Buches hinausgingen. Es gibt eben viele Wege nach Rom. Hierzu gehören auch die Hypnosetherapie, die Osteopathie oder das Biofeedback. Der Begriff »Osteopathie«, der seine Wurzeln im altgriechischen Wort *ostéon* für »Knochen« hat, benennt ein ganzheitliches Verfahren, bei dem die Therapeuten mit manuellen Techniken Verspannungen auflösen. Sie gehen davon aus, dass die verschiedenen Ebenen im Körper in enger Verbindung miteinander stehen, und beziehen sie deshalb alle in die Therapie mit ein. Dazu gehören Organe, Gefäße und Nervenbahnen, Muskeln, Knochen und Gelenke wie auch die Faszien, das heißt feine Bindegewebsstrukturen, die unseren Körper quasi »auskleiden«. Osteopathen verstehen sich nicht als »handauflegende Heiler«. Viel eher könnte man sie als »Handarbeiter« bezeichnen, die die verschiedenen Systeme im Körper mit manuellen Techniken wieder ins Gleichgewicht bringen. Beim Biofeedback wiederum werden körperliche Prozesse mit Hilfe von Messgeräten rückgemeldet und bewusst gemacht, um sie dann willentlich zu beeinflussen. All diesen Ansätzen ist gemeinsam, dass sie über passive oder aktive Methoden die natürlichen Selbstheilungskräfte des Organismus anregen.

Wie aber finden wir den uns entsprechenden Weg? Entscheidend ist, dass wir offen sind und bereit, uns auf Neues einzulassen, um dann ergänzend zur Schulmedizin das zu wählen, von dem wir uns etwas versprechen und das zu uns passt. Und dass wir bereit sind, auch selbst etwas für uns zu tun, und nicht allein hoffen, dass der Arzt oder Therapeut schon alles richten wird. Doch auch der eigene kritische Blick, Erfahrungen anderer und Beratungen sind da in der Regel hilfreich, wenn nicht gar unerlässlich. Denn einige »Behandler« versprechen uns auch das Blaueste vom Himmel herunter, nutzen aber letztendlich die Situation aus, dass manche verzweifelt nach jedem Strohhalm greifen, um ihre Krankheit zu überwinden.

Eine bestimmte ergänzende Methode oder Behandlungsform ist kein »Muss« für jeden mit dem gleichen Krankheitsbild oder Problem. Wir »müssen« nicht alle die Akupunktur nutzen oder meditieren. Auch wenn die Meditation wissenschaftlich erforscht ist und vielen hilft, liegt sie längst nicht allen Menschen. Allerdings kann gerade sie, wie uns Britta Hölzel in Boston erklärte, als Werkzeug dienen, um »draufzuschauen« und herauszufinden, was uns wirklich guttut. Denn durch sie können wir besser spüren und wahrnehmen, wie es uns gerade geht und was wir brauchen. Da Stress einer der größten Blockierer unserer Selbstheilungskräfte ist, können wir bereits viel selbst unternehmen, indem wir genau hier ansetzen. Die Frage, wie wir Stress im Zaum halten können, zieht sich aus diesem Grund durch das gesamte Buch. Stress umfasst dabei nicht nur den typischen Alltags- und Arbeitsdruck, über den wir klagen, sondern auch Angst und psychische Belastungen. Ich möchte behaupten, dass fast alle von uns die verzweifelten Momente im Leben kennen, in denen wir nicht mehr weiterwissen. In der Krankheit wird das offenbar. Aber wir erleben sie auch schon vorher, und zwar in Situationen, die auf unserer Seele lasten. Häufig wahren wir die äußere Fassade, um weiter zu funktionieren, und schenken den manchmal schüchternen, manchmal mit der Zeit durchaus massiver werdenden Signalen unseres Körpers lange keine Beachtung. Bis dann vielleicht irgendwann alles zusammenbricht. Stress ist nicht die Ursache für alle Erkrankungen, aber er liegt vielen typischen chronischen Erkrankungen zugrunde, die in diesem Buch genannt sind, und er führt wie gesagt häufig dazu, dass sich Krankheitsverläufe verschlechtern. Wenn wir Stress reduzieren, tragen wir bereits entscheidend dazu bei, dass unser innerer Arzt in Aktion treten kann und wir in die innere Balance zurückfinden. Man muss es einfach ausprobieren: Suchen wir die passende Methode zur Stressreduktion wie beispielsweise Yoga, progressive Muskelentspannung oder Ähnliches, sollte jeder für sich den Ansatz wählen, auf den sein Belohnungssystem reagiert und der ihn mit Wohlgefühl beschenkt. Denn nur so werden wir wirklich »dranbleiben«.

Um dem Gehirn die so dringend benötigten Verschnaufpausen zu gönnen, gibt es neben konkreten Techniken und Behandlungsformen auch ganz einfache Möglichkeiten, die wir selbst ohne großen Aufwand in unseren Tagesablauf integrieren können.

Ab in die Hängematte?

Was uns so häufig fehlt, sind Muße und wirkliche Regeneration. Der Journalist Ulrich Schnabel beschreibt in seinem Buch *Muße* sehr anschaulich, wie uns »die Kunst der Absichtslosigkeit, des entspannten Nichtstuns im Tun« abhandengekommen ist.[3] Abschalten, zu sich selbst kommen, Auszeiten und Ruhepausen gönnen wir uns viel zu selten. Auch ein guter Schlaf und das gesunde Nickerchen zwischendurch helfen dem Gehirn, aus seinem Rennmodus herauszukommen. Der eine Urlaub im Jahr, der alles wieder hinbiegen soll, geht bekanntlich manchmal nach hinten los. Gerade da werden wir krank. Das hängt damit zusammen, dass wir unser Stresssystem über lange Zeit hochgefahren haben und das Immunsystem hyperaktiv ist. Im Urlaub dann, wenn die Ruhephase einkehrt, können sich in Schach gehaltene Krankheitserreger wieder durchsetzen. Und schon ist die Erkältung oder Grippe da.

Regeneration im Alltag können wir dadurch ermöglichen, dass wir den Ruhenerv Parasympathikus aktivieren, der zum autonomen Nervensystem gehört. Er fährt das Stresssystem wieder herunter, hilft uns dabei, unsere Tanks aufzufüllen, und verschafft uns damit die nötige Erholung. Von ihm war schon die Rede in Kapitel 3, »Der moderne Löwe«. Bei Dauerstress wird er jedoch zu lange unterdrückt von seinem Gegenspieler, dem Aktivitätsnerv Sympathikus, der uns auf Kampf und Flucht vorbereitet. Irgendwann verlieren wir dann regelrecht die Fähigkeit, uns wieder »herunterzuholen« und der Muße zu frönen. Dann braucht der Parasympathikus unsere Unterstützung. Die Psychologin Maja Storch und der Allgemeinmediziner

Gunter Frank nennen die Fähigkeit, den Parasympathikus zu aktivieren, in ihrem gleichnamigen Buch »Mañana-Kompetenz«.[4] Das spanische Wort *mañana* bedeutet »morgen« und dient hier als Synonym für eine innere Haltung, die wir beispielsweise in südlichen Ländern viel eher finden als bei uns. Sie folgt dem Motto: Lass es ruhig angehen, morgen ist auch noch ein Tag. »Mañana-Kompetenz« steht auch für die Feierabendrituale nach getaner Arbeit, die uns hierzulande fast verlorengegangen sind.

Der Parasympathikus, so Maja Storch und Gunter Frank, ermöglicht den Zugang zu uns selbst: »Wer keine Mañana-Kompetenz besitzt, hat es schwer, ein zufriedenes Leben zu führen. Denn ohne innere Ruhe kann kein Mensch wissen, was er selber wirklich will. Sein Selbst kann dann nicht arbeiten.«[5]

Wie aber können wir unseren Parasympathikus jenseits von Techniken wie Meditation oder Entspannungsmethoden unterstützen? Wie Petra Rang, die an Krebs erkrankt war, im vorangegangenen Kapitel von sich selbst erzählt hat, ist es nicht der eine große Urlaub, der alles wettmacht, sondern die Fähigkeit, Kraft in kleinen Happen während des Alltags oder an den Wochenenden zu schöpfen. Und sich mit Dingen zu beschäftigen, die wirklich erholsam sind und uns abschalten lassen.

Der Zustand innerer Ausgeglichenheit und Regeneration stellt sich bei jedem anders ein. Für die einen eignen sich Atemtechniken, verbunden mit Achtsamkeit in den kleinen Pausen zwischendurch. Andere erholen sich durch einen kurzen Gang um den Block in der Mittagspause, Gespräche mit den Kollegen oder ein Essen in einem Gartenrestaurant. In der Freizeit ist die Palette wesentlich größer. Von Gartenarbeit über Spaziergänge, Spiele, handwerkliche Hobbys, genussvolles Essen mit Freunden oder Familie bis hin zu Musik oder Tanz – je nach Vorliebe und persönlichem Zugang kann all das helfen, die eigenen Ressourcen aufzubauen. Jeder Mensch ist eben anders, das gilt auch hier.

Positive Beziehungen zu anderen Menschen gelten als das Antistressmittel Nummer eins und sind eine ganz entscheidende Basis dafür, dass wir gesund bleiben, werden und uns innerlich ausgeglichen fühlen. Etwas für uns zu tun, das uns wirklich liegt, und uns mit netten Menschen zu umgeben, das stärkt auch das Vertrauen in uns selbst und andere. Im Grunde genommen ist es so einfach. Wir nutzen unseren »Regenerationspool« nur viel zu selten, denn wir sind überzeugt, immer weiter in unserem Hamsterrad laufen zu müssen.

Vielfach haben wir zwar erkannt, dass es uns guttut, für Entspannung und Regeneration zu sorgen, bauen sie dann aber als nächsten abzuhakenden Programmpunkt in den Tag ein. Mal schnell meditieren vor der Arbeit, zwischendurch ins Sportstudio rasen oder abends eine Runde laufen, auch wenn wir schon völlig erschöpft sind. Wenn wir Entspannung zum nächsten »Muss« erklären und mit Zwang und Leistung verfolgen, hilft das auf Dauer wenig weiter.

Viel eher kann es genau das Gegenteil bewirken und noch mehr Stress bereiten. Festeingebaute Rituale und Pausen können sehr wirkungsvoll sein, aber nur, wenn sie wirklich zu bewältigen sind.[6] Es geht mit Freude und positiver Erwartung, aber eben nicht mit noch mehr Druck und Leistungswillen. Das Motto »Herr, gib mir Ruhe, aber bitte ganz schnell, ich habe noch einen Termin« funktioniert leider nicht.

Wäre es dann nicht am besten, einfach in der Hängematte oder vor dem Fernseher regelrecht abzuhängen? Hin und wieder genießt das fast jeder. Als einzige Entspannungsmethode scheint dieser Weg auf Dauer jedoch eher ungeeignet zu sein. Denn einerseits vergessen wir dann, uns zu bewegen, was Körper und Gehirn sich aber wünschen. Zum anderen braucht das Gehirn eine gewisse Stimulierung, denn es will sich ja mit Hilfe des *Antreiber*hormons Dopamin weiterentwickeln. Haben wir zu viel Stress, kann Burnout die Folge sein, haben Gehirn und Körper jedoch zu wenig Herausforderungen, kann es zum sogenannten »Boredout« kommen: Langeweile und Unterforderung bis hin zu Depressionen. Nicht wenige erleben das im Beruf, aber auch in ihrer Freizeit, wenn sie beim vermeintlichen Ausgleich zum anstrengenden Arbeitstag in Passivität verfallen. »Dann fragt sich das Gehirn: ›Was soll ich denn eigentlich hier?‹, und regelt wichtige Prozesse herunter«, so Tobias Esch. »Auch das Immunsystem kann darunter leiden. Idealerweise befinden wir uns mit unserer Leistungsfähigkeit in dem Bereich, in dem wir gerade so viel Stimulierung haben, dass Körper und Geist optimal funktionieren.«

Das ist auch das Ziel des Stressmanagements, das er in Kursen für Privatpersonen und Unternehmen in Berlin und Potsdam, aber ebenso für Studenten an der Hochschule in Coburg anbietet. Die Elemente, die in diesen Seminaren zum Tragen kommen, basieren auf der Mind-Body-Medizin. Dazu gehören die bereits beschriebenen Formen der Achtsamkeitsmeditation und der kognitiven Umstrukturierung, aber auch Themen wie Bewegung und Ernährung stehen auf dem Programm. Denn auch die beiden Letzteren verhelfen uns zu einem entstressten Zustand des Wohlbefindens. Die Mind-Body-Medizin beschränkt sich somit nicht nur auf den klinischen Bereich, sondern kann ebenso präventiv wirksam sein, wie Tobias Esch in seinem

Buch *Stressbewältigung mit Hilfe der Mind-Body-Medizin* anschaulich macht.[7]

Müssen wir nun immer rundum gesund leben, indem wir entsprechend essen, uns bewegen und das Stressniveau im Optimum halten? Tatsächlich hält es kaum ein Mensch durch, ununterbrochen vorbildlich zu leben. Was dabei sogar auf der Strecke bleiben kann, ist der Spaß, und der wiederum ist gar nicht zu unterschätzen, denn er begünstigt auch unser Lebensgefühl. Es kann doch am Ende nicht gänzlich ungesund sein, wenn man einfach nur da ist, glücklich und zufrieden, auch wenn man vielleicht nicht immer »gesund« lebt, merkt Esch sehr treffend an.[8] Denn was bringt es, wenn wir vor lauter Gesundheitsvorschriften keine Freude am Leben haben und den Moment nicht mehr genießen können? Es gehe nicht immer um Gut oder Schlecht, so der Gesundheitswissenschaftler. Vielmehr sei es eine Frage der Situation und Passung.

Na Gott sei Dank: Hin und wieder in die Hängematte, ein mit Genuss verzehrter Hamburger oder ein richtig fauler Abend vor dem Fernseher, über dessen Bildschirm ein wohltuend seichter Film flimmert, das kann wohl kaum schaden. Und tut manchmal so richtig gut.

Ist es das, was unseren Altbundeskanzler Helmut Schmidt und die Rock-Ikone Mick Jagger so lange ungesund-gesund leben lässt: die innere Einstellung zum Leben, die Übereinstimmung und Zufriedenheit mit sich selbst und dem, was man tut? Vielleicht auch, sich einfach »so mitten im Leben« mit anderen Menschen zu spüren? Einiges spricht dafür. Nachweisen lässt es sich leider nicht. Die Forschung steht bei vielen dieser Fragen eben noch am Anfang. Vielleicht lassen sie sich rein wissenschaftlich auch niemals ergründen.

Macht uns Glück glücklich?

Was könnte besser dazu beitragen, unser Gehirn bei Laune zu halten, als Glück? Denn das scheint der Zustand zu sein, der völlige Sorglosigkeit und Harmonie verspricht. Tatsächlich können wohl alle Regelkreise in unserem Gehirn besser dafür sorgen, dass wir gesund bleiben oder wieder gesund werden, wenn wir uns glücklich fühlen, sagt Gerald Hüther.[9] Sofern wir also glücklich sind, ist auch unser Organismus glücklich, denn in Gehirn und Körper läuft dann alles viel eher wie am Schnürchen. Aber beginnt hier nicht schon der nächste Stress? Denn was genau ist eigentlich Glück, und wie finden wir es? Es gibt unzählige Bücher und Ratgeber zu diesem Thema, die reißenden Absatz finden. Wir alle wollen schließlich glücklich sein, und doch sagen so wenige von sich, dass sie es tatsächlich sind.

Es gibt wohl auch keine allgemeingültige Definition von Glück, die jeder – danach befragt – sofort abrufen könnte. Oft erscheint gerade das Glück so unerreichbar, zumindest wenn man es als Dauerzustand anstrebt. Kein Wunder, denn Glück macht sich viel häufiger in kleinen Momenten bemerkbar als im großen Bogen über lange Zeit. Sobald wir es aber aktiv herbeiführen wollen, ist es auch schon wieder weg, ebenso, wenn wir darüber nachzudenken beginnen, ob wir denn eigentlich glücklich sind.

Ob wir Glück empfinden, hängt zudem von unseren subjektiven Bewertungen ab. Was der eine als Glücksmoment empfindet, ist für den anderen noch lange keiner. Dennoch: Dieses positivste aller Gefühle kann ja nur dazu beitragen, dass Psyche und Körper ins ersehnte Gleichgewicht kommen. Oder nicht?

Maja Storch warnt vor einer Vorstellung von Glück, die wir oft mit einem Gefühl wie nach einem Lottogewinn verbinden: Es ist stark, aufgeregt und hält relativ kurz an. Für sie bedeutet es »eine Überdosis an Gutem«. Im Übermaß könne es den Parasympathikus lähmen.[10] Alternativ schlägt sie vor, den Begriff »Glück« durch »Zufriedenheit« zu ersetzen. Auch Tobias Esch argumentiert in diese Richtung. Da ist etwas dran, denn Glück immer wieder erreichen zu wollen macht nicht unbedingt glücklich, sondern kann ganz im Gegenteil zu Glücksstress und Frustration führen. Aber können wir uns nicht doch ein Stückchen von dem Glückskuchen retten?

Wenn wir Glück etwas leichter nehmen und nicht gleich das absolute, immerwährende Lebensglück oder den Lottogewinn darunter verstehen, kann es vielleicht funktionieren. Beispielsweise kann in vielen kleinen, sonst unbeachteten Augenblicken Glück stecken, auch wenn es nicht in Großbuchstaben draufsteht. Solche Momente achtsam zu genießen kann in der Folge zu einer Kette vieler kleiner Glücksmomente führen und uns insgesamt sicherlich glücklicher machen. Interessanterweise will das Gehirn offenbar auch gar nicht, dass wir im Dauerglück verharren, denn es will in Bewegung bleiben, und die findet in diesem Zustand nicht mehr statt. Damit neue Verschaltungen im Gehirn entstehen, braucht es ja immer wieder neue Hürden, deren Erklimmung nicht ganz sicher ist. »Damit nicht Stillstand ist, lässt die Natur Glück wieder vergehen«, sagt Tobias Esch. »Als Ausgleich sind die einzelnen Glücksmomente besonders eindrücklich.«[11] Das Gehirn jedenfalls ist glücklich, wenn es alte eingefahrene Wege verlassen und neue beschreiten kann. Denn daran wächst es im wahrsten Sinne des Wortes.

Eins steht fest: Wenn wir irgendetwas in unserem Leben festhalten wollen, ist es auch schon wieder weg, so auch das Glück. Wir haben keine Garantie auf Beständigkeit, auch wenn wir sie noch so sehr mit dem Willen erzwingen wollen. Denn das ist das Grundprinzip unseres Gehirns und Körpers wie auch des Lebens selbst: Alles ist in Bewegung, im Wandel und damit durchaus auf einem guten Weg.

»Wenn es uns gelingt, Veränderungen als einen wesentlichen Teil unseres Daseins zu begreifen, anstatt in ihnen eine Bedrohung für unser Heil zu sehen, sind wir in einer sehr viel besseren Ausgangsposition, um dem Stress in unserem Leben konstruktiv zu begegnen«,[12] so der Stress- und Meditationsexperte Kabat-Zinn. Wollen wir hingegen alles festzurren und bis ans Lebensende absichern, ist das der beste Weg in Unzufriedenheit und Unglück.

Der berühmte französische Filmemacher François Truffaut äußerte in einem Dokumentarfilm, der über sein Filmschaffen gedreht wurde, dass gerade das, was wir am stärksten ersehnen und brauchen, sich genau dann am ehesten verflüchtigt, wenn wir es für immer festhalten wollen: die Liebe. Erst wenn wir sie loslassen, besteht die Chance, dass sie bleibt. Welch weise Worte und doch für viele so schwer umzusetzen.

Leben im Flow

Nennen wir es »Glück«, »Zufriedenheit« oder »innere Harmonie«: Worum es im Kern bei all diesen Begriffen geht, ist, dass wir ein Leben führen, das wir selbst als lebenswert und uns entsprechend erfahren. »Glück finden wir«, so der renommierte Psychologe Mihaly Csikszentmihalyi (sprich:

»Tschick Sent Mihajii«), »wenn wir vollständig eins sind mit jeder Einzelheit unseres Lebens, gleich ob gut oder schlecht.«[13] Und eben nicht danach suchen.

Genau dieses »Gut oder schlecht« ist so wichtig, gerade wenn es um das Glück geht. Denn oft wird der Begriff mit einem dauerhaft ungetrübt positiven Gefühlszustand verbunden, der letztendlich aber unerreichbar und deshalb frustrierend ist. Wenn wir aber die guten und schlechten Momente des Lebens gleichermaßen betrachten und annehmen und dennoch beziehungsweise gerade wegen des Auf und Abs unser Leben als ein zufriedenstellendes beschreiben können, ist das ja schon eine Menge Glück. Wenn nicht sogar das wahre.

Csikszentmihalyi hat das sogenannte »Flow-Konzept« entwickelt – einen Weg, das Geheimnis des Glücks zu lüften. Als »Flow« (»Fließen«) bezeichnet er einen inneren Zustand, den wir erleben, wenn wir uns einer Sache oder Tätigkeit ganz und gar widmen und darüber alles um uns herum vergessen. Wir sind so vertieft, wie es Kinder beim Spiel sind. Wenn wir diese optimale Erfahrung des Flow erleben, befinden wir uns im Glück. Wir sind auf kein Ziel fixiert, das wir unbedingt erreichen wollen, die Belohnung entsteht aus dem hingebungsvollen Tun selbst. Wir gehen auf im Augenblick und genießen die Aufgabe, in der wir versinken. Das kann beim Musizieren, Autoreparieren, beim Schreiben, Wandern, Kochen, bei Gesprächen mit vertrauten Menschen, beim Spiel mit den Kindern oder selbst bei der Arbeit sein.

Flow ist allerdings nicht mühelos, passiv oder einfach entspannend. Es geht auch hier nicht um das Rundum-sorglos-Glück. Auch Flow entsteht dann, wenn kleine Hürden eingebaut sind, die einen gewissen Einsatz erfordern, denn dann fühlen wir uns angeregt und motiviert. Sie dürfen aber weder zu klein noch zu groß sein. Denn die Voraussetzung für den Flow ist, dass die Herausforderungen und die eigenen Fähigkeiten im Gleichgewicht sind und wir erleben, dass wir die Hürden auch bewältigen können. Auf die Dauer geben uns diese optimalen Erfahrungen das Gefühl, das eigene Leben und auch den Sinn, den wir darin finden, selbst in der Hand zu haben. Dann sind wir dem, »was wir gewöhnlich unter Glück verstehen, so nahe, wie man ihm jemals sein kann«.[14]

Sicher haben auch Sie schon solche Situationen erlebt, in denen Sie im Flow waren und alles um sich herum vergaßen. Sich immer mal wieder diesem Erleben hinzugeben lohnt sich, denn es steigert auf Dauer unsere Lebensqualität. Dennoch hat Flow nicht zwangsläufig etwas mit Gutmenschentum zu tun: Flow kann auch entstehen, wenn wir hingebungsvoll an der nächsten Rattenfalle basteln oder genüsslich an dem Ast sägen, auf dem unser Kollege sitzt. Ob wir damit allerdings dauerhaft unser Wohlbefinden steigern oder nicht doch eher am eigenen Ast sägen, bleibt natürlich dahingestellt.

Jedem das Seine

Zurück zur Frage: Macht uns Glück also glücklich? Ja und nein. Es kommt wohl ganz darauf an, wie wir Glück definieren und wie wir mit ihm umgehen. Jeder ist sozusagen seines eigenen Glücksbegriffes Schmied. Immer wieder werden wir jedoch mit Statistiken aus Umfragen oder auch Studien zum Glück bombardiert, in denen wir lesen können, was die Menschen glücklich macht. Dort heißt es dann beispielsweise: Menschen sind glücklich, wenn sie verheiratet sind, eine Familie und / oder viele Freunde haben, gesund sind, ein festes Einkommen haben und extravertiert sind. Es ist auch von Studien die Rede, die zeigen, dass Menschen, die nicht »im Glück« leben, früher sterben. Das mag stimmen, die oftmals vereinfachte Darstellung aber kann auch durchaus ärgerlich und eben erst recht unglücklich stimmen. Denn zeigen Statistiken tatsächlich, dass alle Menschen, die aus Studien abgeleitete Kriterien zum Glücklichsein nicht erfüllen, in Unglück versinken?

Und was fangen die vermeintlich unglücklichen Menschen mit diesen Daten an? Sollen sie lieber mal schnell glücklich werden?

Ist es zudem wirklich ein guter Tipp, introvertierten Menschen zu raten, auf Partys zu gehen und so zu tun, als wären sie extravertiert, da sie dann positive Gefühle entwickeln – wie schon aus Studien gefolgert wurde? Richard Davidson geht in seinem Buch *Warum wir fühlen, wie wir fühlen* genau auf dieses Problem ein. Er erklärt, dass statistische Daten aus Umfragen oder Studien nichts über den einzelnen Menschen aussagen können, und kommt zu folgendem Schluss: Auch wenn Studien zeigen, dass sozial engagierte Menschen unter anderem ein geringeres Risiko für Infekte haben und länger leben, trifft das erstens nicht auf alle zu. Und zweitens lässt sich daraus nicht schließen, dass sich Menschen, die gesellige Anlässe als unangenehm empfinden, dorthin zwingen sollten, um ihre Lebenserwartung zu erhöhen. Denn genau dann wird das wohl nicht funktionieren.[15] Jedem das Seine. Gerade bezüglich des Glücks sollte deshalb umso mehr gelten: Da jeder Mensch anders ist, gibt es auch viele und sehr unterschiedliche Wege zum Glück. Vielleicht aber gibt es doch etwas Übergreifendes, das uns alle glücklich machen könnte: Wenn wir das wiederfänden, was uns im Mutterleib bereits vergönnt war. »Hoppla, was kommt denn jetzt?«, werden Sie vermutlich denken. Wie es Gerald Hüther beschreibt, haben wir dort die Erfahrung gemacht, dass wir geborgen waren und gleichzeitig die Möglichkeit hatten, uns zu entwickeln und zu entfalten. Und genau danach sehnen wir uns wohl unser ganzes Leben zurück: nach Beziehungen, in denen wir uns gleichzeitig verbunden fühlen und frei. Gelingt es uns, zwischenmenschliche Beziehungen so zu gestalten, dass diese Bedürfnisse erfüllt werden, so Hüther, sind auch wichtige Voraussetzungen dafür geschaffen, unsere Selbstheilungskräfte zu reaktivieren.[16]

Die eigene Stimme

Nun möchte ich Sie auf einen kleinen Ausflug zu einem Aspekt der Selbstregulation mitnehmen, den Sie hier nicht so ohne weiteres erwarten werden und dem meistens auch keinerlei Beachtung geschenkt wird: unsere Stimme. Denn der Klang unserer Stimme kann selbstregulierende Wirkung entfalten und nicht nur sie, sondern auch uns in unserer Gesamtheit ausbalancieren. Die Stimme ist der Seismograph unserer inneren Befindlichkeiten, denn sie schlagen sich in der Stimme nieder. Kaum etwas ist so persönlich und intim wie sie. Über sie drücken wir uns aus, und über sie merkt man uns jede Veränderung unserer *Stimm*ung und auch unseres körperlichen Zustands an. Unsere Stimmorgane und unsere Stimme sind sehr anfällig für Stress und psychischen

Druck. Wenn wir aus der inneren Balance geraten, tut dies auch unsere Stimme.

Vielleicht kennen auch Sie Situationen, in denen Ihre Stimme nicht das leistet, was Sie von ihr erwarten. Sie stehen vor einem Publikum und müssen einen Vortrag halten, eine laute Schulklasse will gebändigt werden, oder Sie arbeiten in einem anderen Beruf, in dem Sie viel Stimmeinsatz zeigen müssen, beispielsweise in einem Callcenter, als Moderator, Pfarrer, im Kundendienst, als Therapeut, Arzt oder gar als Sänger. Über lange Strecken hinweg muss Ihre Stimme Höchstleistungen vollbringen, denn sie ist ja eines Ihrer wichtigsten Werkzeuge. Wenn Sie vor einem Plenum oder einer großen Gruppe stehen, versuchen Sie unwillkürlich, laut und deutlich zu sprechen, um Ihre Zuhörer zu erreichen. Nervosität kann hinzukommen, und je mehr Sie versuchen, Ihre Lautstärke zu halten oder gar zu steigern, desto weniger Stimme kommt. Sie wird rauh, heiser, überschlägt sich oder bleibt zwischendurch einfach weg. Der Mund wird trocken und Sie müssen sich ständig räuspern oder schlucken. Das kann auch vorkommen, wenn Ihre Stimme den ganzen Tag über im Dauereinsatz ist.

Ein ungünstiger Einsatz der Stimme oder eine Dauerbelastung können zu chronischen Störungen oder Erkrankungen führen, beispielsweise Knötchen auf den Stimmlippen. Ihre eigene Stimme, über die Sie sich selbst ausdrücken und mit der Sie in Kontakt zu Ihrer Umwelt treten, versagt Ihnen ihren Dienst. Aber auch ohne Stimmerkrankungen können wir immer wieder erleben, dass uns unsere Stimme Steine in den Weg legt und sich unserer Kontrolle entzieht. Wenn wir uns nicht mehr als »Herr« über sie fühlen, kann sich das auch auf unser gesamtes Befinden und unser Selbstbewusstsein auswirken. Sobald wir uns hingegen wohl fühlen, entspannt und ganz bei uns selbst sind, bemerken wir das ebenfalls sofort an unserer Stimme. Sie wird ruhig und gelassen, was wir sagen, hört sich sonorer, voller und wohltuender an. Für uns und für andere. Wie wir uns mit unserer Stimme fühlen, so fühlen wir uns auch in uns selbst – und umgekehrt. Denn Körper und Seele wirken sich auf die Stimme und diese wiederum auf Körper und Seele aus.

»Den inneren Musiker wecken«

Was aber machen wir mit unserer Stimme, wenn sie aus dem Gleis gerät? Bei Stimmstörungen oder Erkrankungen suchen wir einen Logopäden auf, also einen Stimm- und Sprechtherapeuten. Bei den typischen Problemen, die bei Vortragsrednern oder in Sprechberufen auftreten, lassen wir uns von speziellen Trainern coachen. Dann geht es um den Einsatz unserer Stimme in den herausfordernden Situationen, aber auch um Auftreten, Präsenz und Ausstrahlung. Alles dreht sich um die Frage: Wie erreiche ich am besten meine Zuhörer? Es stehen Techniken, Tricks und Übungen für Atmung, Körperhaltung, Spannung und Entspannung, Artikulation und eben die Stimme selbst auf dem Plan. Das alles sind »Baustellen«, die mit der Stimme im Zusammenhang stehen und sich auf sie auswirken. Sie werden regelrecht »bearbeitet« und trainiert. Das ist auch durchaus sinnvoll. Oft stoßen Therapeuten und Trainer allerdings an ihre Grenzen, wenn sie auf diese Weise von außen ansetzen. Aber: Geht das nicht auch von innen und wesentlich »ganzheitlicher«? Kann sich nicht auch unsere Stimme selbst regulieren, wenn wir sie dabei unterstützen?
Das ist der Ansatz, den die Sängerin und Gesangspädagogin

Gisela Rohmert seit den achtziger Jahren intensiv verfolgt. Gemeinsam mit dem Arbeitswissenschaftler Prof. Dr. Walter Rohmert gründete sie das Lichtenberger Institut für angewandte Stimmphysiologie und erforschte in Zusammenarbeit mit der Technischen Universität Darmstadt die Vorgänge beim Singen und Musizieren. Daraus entwickelte sie die sogenannte Lichtenberger Methode, die sich anfangs vor allem an Sänger richtete und ihnen Wege bot, ihre Stimme ohne Belastung zur Entfaltung zu bringen. Mittlerweile wird das Stimmtraining auch von Logopäden oder Stimm- und Sprechtrainern angeboten, die in Lichtenberg ergänzend ausgebildet wurden: zur Behandlung von Stimmstörungen oder aber zum leichteren und angemesseneren Umgang mit der eigenen Stimme in vokalbelastenden Situationen. Die Lichtenberger Methode stellt die klassischen Herangehensweisen in Stimmtherapie und -training sowohl für Gesang als auch für das Sprechen auf den Kopf. Nicht die Defizite und das, was stört, stehen im Mittelpunkt, sondern die Potenziale unserer Stimme. Wir alle verfügen über ein ganz individuelles stimmliches Potenzial, das aber oft durch Stress, Druck, Belastung oder Anpassung an äußere Leistungen und Ziele überlagert ist. Der Körper trägt das Wissen darüber in sich, wie die Stimme ist und reguliert werden kann. Deshalb gilt es, diesen »inneren Musiker« (Gisela Rohmert) wieder zu wecken. Auch unsere Psyche steht unserer Stimme oft im Weg. Um das innere System wieder anzuregen, bezieht Gisela Rohmert psychische Aspekte zwar ein, Ansatzpunkt ist jedoch der Klang der Stimme selbst, der die Stimme reguliert und ihr dazu verhilft, sich zu entfalten. Der Klang hat seine Basis in körperlichen Vorgängen, was bedeutet, dass er geweckt werden kann, ganz unabhängig davon, wie wir uns gerade fühlen.

Und das wirkt sich wiederum auf die Psyche aus. »Nach meiner Erkenntnis trägt der Stimmklang selbst das Geheimnis für die Lösung von Stimmproblemen in sich.«[17] Er zeigt sie nicht nur an.

Wie aber können wir unserer Stimme helfen, sich über den Klang selbst zu regulieren?

Der Klang macht die Stimme

Bei jedem Ton erzeugen wir mit unseren Stimmorganen Klang, der sich in den Außenräumen fortsetzt. Dieser Klang ist die Grundlage jeglicher Musik und damit auch des Singens und sogar des Sprechens. Denn auch dem Sprechen liegen musikalische Strukturen zugrunde wie eben Klang, Ton, Melodie und Rhythmus. Wir gehen meistens davon aus, dass der Klang unserer Stimme allein durch die Muskulatur in unseren Stimmlippen erzeugt und im Mundraum geformt wird. Die Stimmlippen öffnen und schließen sich, spannen und entspannen sich. Oft setzen wir sogar die Kraft der Muskulatur im Hals unterstützend ein, um Stimme und Lautstärke zu erzeugen – was diese aber alles andere als fördert. Gisela Rohmert geht davon aus, dass die entscheidende Rolle bei der Erzeugung von Stimme und Klang nicht die Muskeln, sondern die sehr feinen Gewebe um die Muskeln herum spielen: die sogenannten Faszien. Sie überziehen die Stimmlippen, kleiden den Kehlkopf aus, umhüllen aber auch unsere inneren Organe, die Muskulatur und Sehnen. Sie durchziehen unseren gesamten Körper.

Der Klang unserer Stimme kann sich genau dann entfalten, wenn es uns gelingt, diese feinen Gewebe in Schwingung zu versetzen: an den Stimmlippen, im Kehlkopf, aber auch in anderen Bereichen unseres Körpers. Es ist der von uns selbst erzeugte Klang, der diese inneren Schwingungen und Vibrationen auslösen kann. Und sie wirken wieder zurück auf den Kehlkopf, verfeinern die Arbeit unserer Stimmlippenmuskulatur und beeinflussen so erneut Klang und Stimme. Über diesen Rückkopplungseffekt reguliert sich die Stimme über den Klang selbst.

Beteiligt sind daran in einem hohen Maße auch unsere Sinnesorgane, denn die Vibration und die Schwingungen des Klangs dehnen sich im Körper aus, und wir nehmen sie mit allen Sinnen wahr. Zudem kommt es der Stimme sehr zugute, wenn auch das Potenzial der Sinnesorgane entfaltet wird, da der Kehlkopf mit allen Sinnen in enger Verbindung steht. In der Lichtenberger Methode wird aus diesem Grund die Fähigkeit gefördert, sich allen Sinnen zu öffnen und sie mit in den Klang einzubeziehen. Die Stimme wird auf diese Weise umso durchlässiger, gewinnt an Dichte, Energie und Ausstrahlung und erreicht unser Gegenüber viel intensiver als mit Anstrengung und Druck.

Beim Stimmtraining nach der Lichtenberger Methode werden gemeinsam mit den Klienten oder Patienten Wege gesucht, um das innere, sich selbst regulierende System in Gang zu setzen.

Wie aber wird der Klang, um den sich bei dieser Methode alles dreht, im Training erzeugt? Das ist auf den ersten Blick überraschend einfach: Es geht durch das schlichte »Singen« von Vokalen. Denn zum einen kann sich der Klang in ihnen am besten entfalten, zum anderen stören wir ihn nicht, da wir uns in unserem Kopf nicht auch noch zusätzlich mit Noten oder Texten auseinandersetzen müssen. Einfache Vokalfolgen wie »a-o-a« oder »u-o-u« auf einen Ton bilden die Basis des Stimmtrainings. Singen können muss dafür niemand, denn Vokale »tönen« kann auch derjenige, der sich für völlig unmusikalisch hält.

Diese Vokalfolgen können sowohl helfen, schonender und dem Kehlkopf gemäßer zu singen, als auch die Sprechstimme fördern. Aus diesem Grunde werden die Stimm- und die Sprechstimme in Lichtenberg nicht voneinander getrennt, sie bilden eine Einheit und können sich gegenseitig positiv beeinflussen.

Doch es sind nicht die Vokale selbst, die die Wirkung erzielen. Grundprinzip der Methode ist es, begleitend zum »Tönen« Anregungen zu geben, die das Schwingen und Vibrieren der feinen Gewebe erst ermöglichen. Sie werden ganz auf den jeweiligen Patienten, Sänger oder Klienten abgestimmt. Dabei kann es sich beispielsweise um Vorstellungshilfen handeln, die auch dem mentalen Training zugrunde liegen. Wie an anderer Stelle beschrieben, setzen Sportler mentales Training ein, um mit wenig Kraftaufwand ihre Muskeln zu stärken. Im Rahmen des Stimmtrainings kann das beispielsweise der Vorschlag sein, sich während des »Singens« der Vokale vorzustellen, dass sich die Stimmlippen leicht und schwingend berühren. Oder dass die Zunge frei im Mundraum schwebt. Wesentlich ist, dass die Vorstellungshilfen nicht reine Gedankenspiele sind, sondern sehr konkret an die körperlichen Abläufe gebunden sind. Das bedeutet, man lernt zu spüren, dass sich der Stimmlippenschluss tatsächlich verändert, beziehungsweise die Zunge wird als wichtiger »Miterzeuger« von Klang überhaupt erst bewusst wahrgenommen. Um die Sinnesorgane einzubeziehen, werden – um ein anderes Beispiel zu nennen – konkrete Sinneseindrücke vermittelt: etwa das Berühren von rauher Baumrinde oder weichem Samt oder das Riechen an verschiedenen ätherischen Ölen.

Die Palette der Stimulationen ist äußerst groß und vielfältig, so dass sie hier nicht alle genannt werden. Ihnen ist gemeinsam, Vibration, Resonanz und Brillanz im Klang zu wecken. Was hier auf den ersten Blick als Mysterium oder gar esoterisch erscheinen mag, hat doch wenig damit zu tun. Kern der Methode ist die Schulung der eigenen Körper- und Sinneswahrnehmung als Basis für den Klang und die Stimme, die wir erzeugen. Das lässt sich mit Martin Landzettel, Leiter des Lichtenberger Instituts, auch folgendermaßen ausdrücken: »Wenn von innen etwas anklopft, mache ich die Pforte auf.«

Indem die Gewebestrukturen mitschwingen und vibrieren, werden auch die inneren Räume – wie Nasen-, Ohren-, Mund-, Kopf- oder Brustraum – selbst zu Resonanzkörpern. Auf diese Weise wird der »innere Musiker« zum Klingen gebracht. Je mehr wir diese Räume und Gewebe aktivieren, desto eher können wir auch die äußeren Resonanzräume in Schwingung versetzen, das heißt die Räumlichkeiten, in denen wir sprechen oder singen. Und damit die Menschen, die wir erreichen wollen. Denn genau dann, wenn sie von uns regelrecht berührt werden und »mitschwingen«, können wir uns Gehör verschaffen. Nicht Lautstärke, Kraft und unbedingter Wille lassen andere dann aufmerksam lauschen, sondern allein die Energie unserer Stimme. Auch unsere Überzeugungskraft wächst, wenn wir die Stimme darin unterstützen, sich über den Klang selbst zu regulieren.

»Wenn man weniger will und mehr zulässt, bekommt man mehr geschenkt«, so Gisela Rohmert. Vielleicht haben auch Sie schon solche magischen Augenblicke erlebt, in denen Ihnen beim Gesang einer Sängerin oder der Stimme eines Sprechers ein wohliger Schauer über den Rücken lief. Gänsehautmomente.

Wenn es darum geht, die Stimme sich selbst regulieren zu lassen, muss sie von Druck, Leistungswillen, Kontrolle und Zielorientierung befreit werden. Auch bei der Lichtenberger Methode ist es deshalb wichtig, den Ruhenerv Parasympathikus zu aktivieren, der den Kehlkopf direkt beeinflusst. Kommt ihm der Handlungs- und »Stressnerv« Sympathikus allzu sehr in die Quere, leiden Stimme und Klang. Wenn wir uns hingegen der Schwingung und dem Vibrieren des Klangs in unserem Körper überlassen, ohne uns unter Druck zu setzen, kann der Parasympathikus aktiviert werden.

Doch auch hier gilt wieder: Eine gewisse Spannung muss vorhanden sein, damit die Stimme optimal zum Tragen kommt. Denn ein völlig schlaff entspannter Körper erzeugt keinen kraftvollen Ton. »Motorische Ruhe bei sensorischer Wachheit« ist deshalb das Grundprinzip des Trainings, wie Gisela Rohmert erklärt.

In dieser Form des Stimmtrainings lässt sich vieles wiederfinden, was ich bereits beschrieben habe. Auch hier wird an den Potenzialen angesetzt, indem die individuelle Stimme, die jeder in sich trägt, ans Tageslicht befördert wird. Es gibt kein Regelwerk, das allen gleichermaßen übergestülpt wird. Vielmehr werden Impulse gesetzt, die zu jedem Einzelnen und seinem Stimmbefinden passen. »Die Angebote sind wie ein Schlüsselbund, in dem jeder einen Schlüssel finden kann«, so Gisela Rohmert.

Hier werden die Menschen aber auch angeregt, neue Erfahrungen zu machen, sich aus gewohnten Bahnen zu befreien und neue, hilfreichere Wege zu finden. Dazu braucht es Offenheit, Neugierde und ein wenig Mut, denn dieser neue Pfad kann durchaus herausfordern, verunsichern und Stimme und Stimmung sogar zwischenzeitlich ins Wanken bringen. Genau dann aber entstehen die positiven Effekte. Die Aktivierung des inneren Musikers wirkt nicht allein auf Kehlkopf und Stimme, sondern auch auf Gehirn, Körper, Geist und Psyche. Und bezieht damit den ganzen Menschen ein.

9

Der kompetente Patient

Vom Be-handelten zum Handelnden

Wenn wir unseren inneren Arzt aktivieren wollen, geht es immer wieder um die Frage: Was können wir selbst dafür tun? Und nicht nur darum, was Ärzte oder Therapeuten beisteuern können. Auch wenn es wichtig ist, dass sie uns dabei begleiten.

»Nicht nur unsere Ärzte, sondern auch wir alle haben unseren inneren Heiler vergessen«, so der Onkologe Gerd Nagel. Am Anfang des Buches war von ihm bereits die Rede: Er hat beide Seiten – die des Arztes wie auch die des Patienten – »hautnah« kennengelernt, denn er erkrankte in den achtziger Jahren auf dem Höhepunkt seiner medizinischen Karriere selbst an Krebs. Ich kehre an dieser Stelle zu ihm zurück, denn seine Erfahrungen als Patient haben ihn umdenken lassen und von da an sein Wirken als Arzt grundlegend verändert – zum Wohle des Patienten.

Bevor Gerd Nagel an Leukämie erkrankte, wusste er mit der Frage vieler Krebspatienten, was sie selbst tun können, nicht viel anzufangen. Was sollte er antworten? War er doch überzeugt, dass mit der Durchführung der zur Verfügung stehenden medizinischen Methoden alle notwendigen Voraussetzungen für eine Heilung geschaffen wurden – von der Operation über die Chemotherapie bis hin zu Bestrahlung und Hormonbehandlung. Als er aber selbst erkrankte, stellte auch er sich diese Frage und begriff plötzlich, was genau die Patienten bewegt. Zum einen wollen sie sich nicht nur passiv dem Medizinsystem überlassen, denn das vermittelt ihnen ein Gefühl der Hilflosigkeit und des Ausgeliefertseins. Zum anderen stellte er fest, dass viele Patienten davon überzeugt sind, durchaus etwas beisteuern zu können, oder dass sie es zumindest hoffen, um bestmögliche Heilungschancen zu ermöglichen. Häufig wissen sie jedoch nicht, was konkret das sein könnte, und sind deshalb auf die Unterstützung des Arztes angewiesen.

Gerd Nagel kam nach seiner eigenen Diagnose zu dem Schluss, dass es seine ganz individuellen inneren Kräfte waren, seine Ressourcen, die er mit in den Heilungsprozess einbringen musste. Den Zugang dazu hatte er in all den Jahren seiner medizinischen und wissenschaftlichen Karriere jedoch verloren.

Was ihn gesund werden ließ, lässt sich nicht endgültig erklären. Zu komplex sind die Vorgänge in unserem Körper, die zu einer Gesundung führen können. Er ist aber überzeugt, dass neben der Chemotherapie auch die Mobilisierung seiner inneren Kräfte mit dazu beigetragen hat. Seine Erfahrungen ließen ihn seine bisherige Tätigkeit als Arzt aus einem ganz neuen Blickwinkel betrachten. Bislang hatte er den Ressourcen der Patienten, die sie zur Bewältigung der Erkrankung beisteuern können, keinerlei Beachtung geschenkt. Genau in dieser Missachtung aber sah er nun eines der größten Defizite der Schul- und speziell der Hochschulmedizin, in der er selbst tätig war. Sie bot damals keinen Raum für eine Medizin, die ganzheitlich ausgerichtet ist und sich nicht nur an der Krankheit, sondern am einzelnen Menschen selbst orientiert.

Um diese Defizite zu beseitigen, entschloss er sich, ein Konzept für eine eigene Klinik zu entwickeln. Ziel war es, die individuellen Bedürfnisse der Krebspatienten in den Mittelpunkt zu rücken und sie darin zu unterstützen, »kompetente Patienten« zu werden. Patienten also, die nicht nur be-handelt werden, sondern selbst handeln und sich in den Genesungsprozess einbringen. Schulmedizin, Komplementärmedizin und wissenschaftliche Forschung sollten mit Angeboten verknüpft werden, die genau das ermöglichen. Gerd Nagel fand einen Gleichgesinnten, der die Finanzierung sicherte, und nach mehrjähriger Planung und Bauzeit wurde das hohe Ziel Realität. Anfang der neunziger Jahre eröffnete die Klinik für Tumorbiologie in Freiburg.

»Es war ein großartiger Moment, als wir dann endlich einziehen konnten. Andere Leute sagten, es geht nicht, eine solche patientenorientierte Medizin in einer Klinik umzusetzen. Wir aber konnten zeigen: Es geht.«

In der Klinik in Freiburg werden bis heute neben Schul- und Komplementärmedizin begleitende Angebote wie unter anderem Kunst- und Musiktherapie, Seelsorge und psychologische Betreuung bis hin zu spezieller Pflege angeboten. Auch die Rehabilitationsmedizin wurde direkt in die Klinik integriert. Mittlerweile haben sich auch andere Kliniken eher ganzheitlich orientierten Konzepten in der Krebstherapie geöffnet. In der Klinik für Tumorbiologie wurde Anfang der neunziger Jahre zudem die erste Beratungsstelle für Patientenkompetenz eingerichtet. Bis heute setzt sich Nagel für den kompetenten Patienten ein. Er gründete die Stiftung Patientenkompetenz in Deutschland und der Schweiz und etablierte nach seiner Emeritierung eine bislang einzigartige Form der klinikunabhängigen Patientenberatung, auf die ich noch zu sprechen komme. Was aber genau steckt hinter dem Gedanken, dass Patienten zu kompetenten Patienten werden?

Den eigenen Weg in der Krankheit finden

Der Begriff »Patientenkompetenz« stammt von Patienten selbst. Etwa Anfang des neuen Jahrtausends setzte er sich mehr und mehr durch. Er bringt das wachsende Bedürfnis vieler Menschen zum Ausdruck, selbst aktiv werden zu können und nicht alles dem Arzt zu überlassen. Es geht um einen Dialog auf Augenhöhe, in den jede Seite ihre jeweiligen Kompetenzen einbringt. Dabei ist nicht einfach der informierte Patient gemeint, der stundenlang durchs Internet surft und dem Arzt sodann seine Erkenntnisse vorträgt. Patienteninformation und -rechte sind wichtige Themen, die Kompetenz in dem Sinne, wie sie Gerd Nagel vertritt, aber geht weit darüber hinaus. Sie meint, dass wir als Patienten zu »Koproduzenten unserer Genesung« (Nagel) und auf diese Weise zu Mitgestaltenden und Mitverantwortlichen werden. Der Arzt verlässt dabei im Idealfall seine Position des Machers und Bestimmers. Er wird zum Berater und lädt uns dazu ein, unseren eigenen Part im Heilungsprozess zu übernehmen. Kompetente Patienten haben nach diesem Verständnis die Fähigkeit:
- sich den Herausforderungen der Krankheit zu stellen,
- sich auf eigene und fremde Ressourcen zu besinnen, um die Krankheit zu bewältigen,
- diese Ressourcen auch zu nutzen,

– dabei persönliche Bedürfnisse zu berücksichtigen,
– eigene Ziele zu verfolgen und
– Autonomie zu wahren.

Im Vordergrund steht hier nicht die Frage: »Wie kann ich mich selbst heilen?« Wenn wir erkranken, ist es vielmehr ganz entscheidend, zunächst aus dem Gefühl der Ohnmacht herauszufinden und überhaupt wieder Handlungsspielräume zu erkennen, aber auch, einen Weg zu finden, die Erkrankung anzunehmen und trotz der einschneidenden Veränderungen ein normales Leben zu führen. Kompetent in diesem Sinne bedeutet, sich nicht außen vor zu fühlen, sondern der Gestalter des eigenen Lebens zu bleiben und ihm neue Ziele zu verleihen. Es geht um den eigenen Weg in der Krankheit – darum, Entscheidungen darüber treffen zu können, was einem in der Situation weiterhelfen kann, und die eigenen Gesundheitsquellen ausfindig zu machen.

Wie aber können wir das bewerkstelligen? Gerade nach dem Schock einer bedrohlichen Diagnose ist die Suche nach den passenden Antworten häufig ungemein schwer. Die Frage »Was soll ich jetzt tun?« kann sogar lähmen. Genau an diesem Bedürfnis nach Orientierung setzt Gerd Nagel mit dem Beratungszentrum für Patientenkompetenz an, das er in Zürich aufgebaut hat.

Die Trüffel aufspüren

»Patientenkompetenz«, so Nagel, »ist keine Eigenschaft, kein Zustand, keine spezielle Begabung, kein Privileg. Sie schlummert in jedem von uns – auch wenn uns das nicht bewusst ist … Unsere Patientenkompetenz können wir jederzeit ausgraben, aber wir müssen es wollen und tun.«[1] Die Patienten darin quasi zu trainieren, kompetente Patienten zu sein oder zu werden, ist deshalb das Ziel der Beratungen, die Nagel speziell für Patienten in der Frühphase der Erkrankung anbietet. Er will sie darin unterstützen, für sich Verantwortung auf dem Weg durch die Krankheit zu übernehmen und das Gefühl zu bekommen, selbst etwas bewirken zu können (Self-Empowerment). Dabei folgt er unter anderem dem Konzept der Self-Efficacy- oder Selbstwirksamkeitserwartung nach dem kanadischen Psychologen Albert Bandura, bei dem davon ausgegangen wird, dass Menschen mit einer hohen Überzeugung der Selbstwirksamkeit besser mit Stress und Belastungen umgehen können. Je ausgeprägter das Gefühl ist, selbst etwas tun zu können, desto größer sind auch die möglichen Auswirkungen auf Gesundungsprozesse.

In einem ersten Schritt geht es darum, ähnlich einem »Trüffelschwein«, so Nagel, die inneren Quellen der Gesundheit gemeinsam mit dem Patienten ausfindig zu machen. Jeder Patient hat seine eigenen Ressourcen, die ihm bei seinem Weg durch die Erkrankung helfen können. Die ihm Kraft spenden, Mut machen und ihm das Gefühl geben, das Heft wieder selbst in die Hand zu nehmen. Bei dem einen kann das tatsächlich bedeuten, sich umfassend zu informieren, um darin Halt zu finden, bei einem anderen, sich auf Fähigkeiten oder Bedürfnisse zurückzubesinnen, die er sich lange nicht mehr bewusst gemacht hat. Für einen Dritten kann es heißen, sich vertrauensvoll in die Hände des Arztes zu begeben. Kraftspendende Ressourcen können sehr unterschiedlich aussehen. Auch das Gefühl, trotz der Krankheit Normalität leben zu können und sie nicht als Ausnahmezustand zu betrachten, kann zur Kraftquelle werden, wie uns eine Patientin erzählt, der wir bei Gerd Nagel begegnen.

»Nach meinem Dafürhalten«, sagt er, »ist das Potenzial der inneren Heilkräfte, um Krankheiten und auch eine Krebserkrankung zu überwinden, sehr groß und von uns weit unterschätzt. Das Potenzial wohlgemerkt. Die Schwierigkeit liegt darin, herauszufinden: Welches Potenzial hat denn genau dieser Mensch, der vor mir steht? Denn das lässt sich nicht verallgemeinern.«

Er ist überzeugt, dass Menschen, die an Krebs erkrankt sind, bessere Aussichten auf eine mögliche Gesundung haben, wenn sie sich selbst als kompetente Patienten in den Behandlungsprozess einbringen. Neben der Suche nach inneren und äußeren Ressourcen begleitet er die Patienten dabei, konkrete Handlungsmöglichkeiten zu entwickeln. Was ist mein Weg in der Krankheit? Welche nächsten Schritte kann ich unternehmen? Wie genau kann ich meine eigenen Potenziale nutzen und einsetzen? Es geht um Fragen rund um den eigenen Lebensstil, aber auch darum, Orientierung in dem Dschungel an Informationen zu ermöglichen, die nach einer Diagnose auf den Patienten einprasseln. Sie stammen von den behandelnden Ärzten, aus selbstrecherchierten Quellen im Internet oder von Freunden oder Bekannten, die mit gutgemeinten Tipps und Ratschlägen helfen wollen. Häufig aber fühlen sich Menschen, die schwer erkrankt sind, davon gerade in der ersten Phase schlichtweg überfordert. Auch die Frage, ob Angebote der Komplementärmedizin herangezogen werden sollten und, wenn ja, welche sich eignen könnten, stellt viele vor große Herausforderungen. Das Angebot ist groß, und hin und wieder finden sich wie gesagt auch Anbieter von unseriösen »Heilungsversprechen«. In alldem versucht Nagel, wie ein Scout zu unterstützen und gegebenenfalls an Therapeuten oder Ärzte weiterzuleiten.

Seine eigene Rolle versteht er in diesem Findungsprozess nicht darin, vorzugeben oder vorzuschlagen, was gut für sein Gegenüber wäre, sondern Raum dafür zu schaffen, dass der Patient seine inneren Kräfte, Ziele und Lösungen ganz aus sich selbst heraus entwickelt. Gerd Nagel übernimmt dabei eine Art Hebammenfunktion.

Auf der Flugbahn zur Heilung

Den zweiten zentralen Pfeiler der Beratungen bildet die sogenannte »mentale Fokussierung«. Diese Methode geht auf Prinzipien zurück, die unter anderem in der mentalen Medizin, der systemischen Psychotherapie, der Hypnotherapie und dem Ansatz des Neurolinguistischen Programmierens (NLP) angewandt werden. Wir finden sie auch in den bereits erwähnten Imaginationsübungen und im Autogenen Training. Bei der mentalen Fokussierung geht es darum, sich mit Hilfe von inneren Bildern auf neue Ziele einzustellen, neue Denkstile und Einstellungen zu entwickeln und das Gehirn regelrecht darauf zu programmieren. Wie sieht das in den Beratungen konkret aus?

Wenn Patienten zu Gerd Nagel kommen, ist ihre gewohnte Ordnung aus den Fugen geraten. Bisherige Bewältigungsstrategien scheinen keinen Bestand mehr zu haben. Das, was bislang Halt gegeben hat, ist weggebrochen. Viele Patienten fixieren sich nun darauf, Wege finden zu müssen, die ihnen zu dem Ziel vollkommener Heilung verhelfen. Sie klammern sich an die prozentualen Chancen, die ihnen Ärzte mitgeteilt oder die sie anderen Informationen entnommen haben, zum Beispiel aus dem Internet.

Doch genau dieser Weg, so Nagel, führt nicht weiter. Zum einen sagen Statistiken über mögliche Heilungschancen bei dem individuellen Patienten viel zu wenig aus. Zum anderen setzen sich Patienten auf diese Weise unter Druck, was letztendlich verhindert, dass sie sich für die Suche nach ihren Ressourcen und Handlungsmöglichkeiten öffnen und gangbare, für sie selbst passende Wege beschreiten. In der Form der mentalen Fokussierung, die er anbietet, geht es deshalb darum, sich von dieser Fixierung auf Heilung im Sinne von absoluter Gesundung zu lösen und die Aufmerksamkeit bewusst auf Heilung als Prozess zu richten.

Jede Erkrankung kann zwischen den beiden Polen Heilung und chronisches Stadium verlaufen. An diesem Heilungsprozess sind die Ärzte mit ihren Behandlungsmöglichkeiten beteiligt und eben auch die Patienten selbst. Kein Mediziner oder Wissenschaftler aber ist in der Lage, genau zu bestimmen, ob und ab welchem Zeitpunkt von absoluter Gesundung gesprochen werden kann. Zumal eine Krebserkrankung nach vielen Jahren wiederkehren kann. Nach der Diagnose und der medizinischen Behandlung befindet sich ein Patient irgendwo zwischen diesen beiden Polen.

Ziel der mentalen Fokussierung ist es nun, dass die Patienten ihre Aufmerksamkeit darauf richten, sich auf dem eigenen »Schicksalsbogen« immer mehr in Richtung Heilung zu bewegen. Nagel macht ihnen diesen Prozess anschaulich in Form einer Zeichnung von einer Flugbahn, in der sich ein Pilot befindet, der einen Jumbojet steuert. Gerät er unterwegs in eine Nebelbank, kann er auf seinen Autopiloten zurückgreifen, der ihn an das anvisierte Ziel, zum Beispiel Hawaii, führen soll. Er vertraut darauf, in der richtigen Flugbahn zu sein. Wie dieser Pilot können auch die Patienten ihren »inneren Autopiloten«, das heißt ihr Gehirn, darauf programmieren, sie in der Flugbahn der Heilung zu halten. Das ist das innere Bild, das mit Hilfe der mentalen Fokussierung im Gehirn verankert wird: »Ich bin unterwegs in Richtung Heilung.« Sich dabei von der Frage »Bin oder werde ich geheilt?« zu lösen und sich in diesen dynamischen, offenen Prozess einer möglichen Gesundung zu begeben entlastet die Patienten. Es entsteht ein positives inneres Bild, das von dem Vertrauen geprägt ist, auf dem richtigen Weg zu sein, auch wenn es eine Garantie für die Heilung nicht geben kann.

Die Angst davor, dass die Krankheit zurückkommen könnte, verwandelt sich so in Zuversicht, und die Patienten sind motiviert, sich auf die Suche nach konkreten Handlungsmöglichkeiten zu begeben, um den »Flug nach Hawaii« zu unterstützen. Sie begreifen sowohl den Einsatz der Medizin als auch ihr eigenes Zutun als Chance, die sie nutzen können. Sich auf der Flugbahn zur Heilung zu halten bedeutet dabei nicht, dass die Heilung mit Sicherheit eintritt. Nagel weckt keine falschen Hoffnungen. Worauf es ihm vielmehr ankommt, ist, dass Patienten sich von der alleinigen Fixierung auf die Krankheit und auf die vollständige Heilung lösen. Auf diese Weise können sie Vertrauen zurückgewinnen und ein Gefühl dafür, wie sie ein neues Leben ergreifen können.

Grundlage der mentalen Fokussierung, wie sie Gerd Nagel in seiner Beratung einsetzt, bilden auch hier Erkenntnisse der Hirnforschung: Auf der Basis unserer Erfahrungen entwickeln wir »innere Bilder«[2] von uns selbst, anderen Menschen und der Welt, die in unserem Gehirn verankert werden und unser Denken und Handeln bestimmen. Diese inneren Bilder können verändert werden, indem wir unsere Aufmerksamkeit neu ausrichten, das heißt auf hilfreiche, stärkende Bilder fokussieren und diese mental verankern. Um Denkstile und Einstellungen dauerhaft zu verändern, müssen sie jedoch »automatisiert« werden und in Fleisch und Blut übergehen. Vergleichen lässt sich das damit, wie wir eine neue Tätigkeit lernen, zum Beispiel das Autofahren. Da alles unbekannt ist, müssen wir zunächst jede einzelne Aktion sehr bewusst kontrollieren, um später alle notwendigen Handlungen ganz automatisch ausführen zu können. Allein mit dem Verstand wären wir verloren; denn dann müssten wir viel zu lange nachdenken, um »in die Gänge« zu kommen und den Herausforderungen des Straßenverkehrs gewachsen zu sein. Erst wenn das Autofahren unwillkürlich vonstattengeht, läuft es wirklich gut.

Unser Denken und Handeln werden zu einem großen Teil von unwillkürlichen Prozessen bestimmt. Für diese intuitiven Prozesse sind vor allem die tieferliegenden Hirnstrukturen zuständig, unter anderem das limbische System. Hier werden alle Erfahrungen mit Emotionen und Körperempfindungen verknüpft, emotional bewertet und »bildhaft abgespeichert«. Es handelt sich hierbei allerdings um eine schematische Darstellung von sehr komplexen Prozessen in unserem Gehirn, an denen immer mehrere Areale beteiligt sind. Die Hirnforschung steht letztendlich noch ganz am Anfang. Als nahezu gesichert scheint jedoch zu gelten, dass Hirnareale, die zum limbischen System gezählt werden, die Hauptrolle bei der Verarbeitung innerer Bilder übernehmen.

Um neue innere Bilder einzuprägen, gilt es deshalb, nicht nur den Verstand zu überzeugen, sondern auch diese tiefen Strukturen mit ins Boot zu holen. Setzen wir uns also ein neues Ziel, können wir das am besten bewerkstelligen, indem wir uns eine konkrete Vorstellung davon machen und dabei alle Sinne einbeziehen. Das erklärt auch, warum sich die Arbeit mit Imaginationen, kreativen Prozessen wie Malen oder auch die Verknüpfung mit konkreten Körpertechniken in vielen Therapieformen bewährt. Das A und O ist, dass unsere Emotionen mit angesprochen werden und wir nicht nur mit dem Verstand, sondern auch aus unserem tiefsten Inneren heraus den neuen Zielen zustimmen können.[3] Ähnlich verhält es sich, wenn das Bild von »der Flugbahn zur Heilung« im Gehirn verankert wird. Hat es sich tief eingeprägt und kann es jederzeit vor dem inneren Auge abgerufen werden, hält es uns sozusagen automatisch auf Kurs.

Um diese spezielle Form der Konsultation in der Frühphase der Erkrankung weiträumiger in der Schweiz und in Deutschland anbieten zu können, hat Gerd Nagel Richtlinien für Berater entwickelt, die er seit einiger Zeit auch ausbildet. Überwiegend wenden sich die Beratungsangebote an Frauen, die an Brustkrebs erkrankt sind. Aber auch andere Patienten, die die Diagnose Krebs erhalten haben, finden hier Gehör.

Im Zeichen der Hoffnung

Wie ein Wunder

Wer an Krebs erkrankt, wünscht sich nichts dringlicher als eine baldige vollständige Heilung und sucht nach Wegen, die das ermöglichen. Denn Krebs wird nach wie vor mit Sterben und Tod assoziiert, auch wenn heutzutage fast 50 Prozent der aufgetretenen Krebsfälle mit Hilfe schulmedizinischer Maßnahmen erfolgreich behandelt werden können.

Immer wieder aber berichten Medien über Menschen, deren Heilung einem Wunder gleichzukommen schien. Sie pilgerten nach Lourdes und genasen. Oder sie hatten Krebs im Endstadium, waren von der Medizin bereits aufgegeben worden, doch die Tumorzellen verschwanden ohne Behandlung und traten auch viele Jahre später nicht mehr auf. Lange Zeit hat sich die Medizin kaum mit dem Phänomen dieser unerwarteten Heilungen beschäftigt. Sie treten eher selten auf, sicherlich sind aber längst nicht alle Fälle dokumentiert. Da sie nicht in herkömmliche Erklärungsmodelle von Krankheit und Krankheitsverläufen passen, wurden sie von der Medizin häufig als zu vernachlässigen beiseitegeschoben.

Als der Krebsspezialist Herbert Kappauf Ende der achtziger Jahre das erste Mal die unerklärliche Heilung eines an Krebs erkrankten Mannes erlebte, wurde er aufmerksam und beschäftigte sich seitdem verstärkt mit diesem Thema im Rahmen der Nürnberger »Arbeitsgruppe Biologische Krebstherapie«. Damals galt eine Auseinandersetzung mit medizinisch unerklärlichen Heilungen noch als »unwissenschaftlich«.[4] War die wissenschaftliche Medizin doch davon beseelt, Erkrankungen wie Krebs eines Tages endgültig besiegen zu können, was bis heute nicht gelungen ist.

In seinem Buch *Wunder sind möglich* unterscheidet Kappauf bei unerwarteten Heilungen zwischen sogenannten Spontanremissionen und Spontanheilungen. »Remission« bedeutet in der Medizin, dass sich Krankheitszeichen zurückbilden. Eine solche Rückbildung ist auch Ziel der Krebsbehandlung. Bilden sich die Tumorzellen ohne Behandlung, vollständig und dauerhaft zurück, handelt es sich um eine Spontanheilung. Unter Spontanremission fasst Kappauf auch Rückbildungen, die nur teilweise oder vorübergehend mindestens vier Wochen lang auftreten, sich aber medizinisch nicht schlüssig erklären lassen. Und zwar deshalb, weil entweder keine Krebstherapie durchgeführt wurde, eine Behandlung erfolglos beendet worden war oder sie vor dem Hintergrund der medizinischen Erfahrungen nicht zu einem solchen Ergebnis hätte führen können.[5]

Ein Beispiel für eine unerwartete Heilung, die Kappauf beschreibt, ist eine sechsundzwanzigjährige Frau, die er Michaela Wagner nennt. Bei ihr werden Ende der achtziger Jahre ein Tumor im Unterbauch sowie Bauchfellkrebs diagnostiziert. Eine Chemotherapie bleibt ohne Erfolg. Die Ärzte schätzen eine Heilung bei dieser seltenen Krebsform als unrealistisch ein. Die junge Frau wird nach einigen Wochen nach Hause entlassen, damit sie die ihr verbleibende Zeit noch so angenehm wie möglich verbringen kann. Der Hausarzt führt die Chemotherapie ambulant weiter, denn Michaela Wagner ist bettlägerig. Auf Wunsch der Mutter behandelt er sie zudem mit Vitaminen, Mistel- und Thymusspritzen. Wenn es ihr besonders schlecht geht, stellt sie sich ihre Beerdigung vor und sagt sich: »Das kann ich meinen Eltern nicht antun, dass ich sterbe. Reiß dich zusammen.« In schweren Momenten greift sie zu ihrem Fotoalbum und malt sich schöne Reisen aus. Sie schmiedet Pläne für all die Orte, die sie noch sehen will. Doch ihr Zustand verschlechtert sich unentwegt. Der Hausarzt lässt sie nach vier Monaten ins Krankenhaus einliefern und geht davon aus, dass der Tod nicht mehr abzuwenden ist. Täglich muss aus ihren Lungen Wasser entfernt werden. Der völlig abgemagerte und geschwächte Körper ist nicht mehr in der Lage, Nährstoffe aufzunehmen. Nach weiteren vier Monaten geht es jedoch bergauf, sie wird entlassen und kann langsam wieder etwas unternehmen.

Ein Jahr später wird sie erneut eingeliefert, der Tumor befindet sich noch in ihrem Bauchraum, und die Ärzte schätzen ihren Zustand weiterhin als unheilbar ein. Punktionen an der Lunge und Eiweißinfusionen werden wiederaufgenommen, jedoch keine Chemotherapie. Nach weiteren drei Monaten geht es ihr immer besser, so dass sie bald darauf entlassen wird und das umsetzen kann, was sie sich während der schlimmsten Stunden vor ihrem inneren Auge ausgemalt hatte: Reisen.

Sie kehrt in den Beruf zurück, erreicht wieder ihr ursprüngliches Gewicht, muss jedoch erleben, dass ihre Mutter, die sich aufopfernd um sie gekümmert hatte, verstirbt. Als Michaela nach neun Jahren wegen heftiger Bauchschmerzen wieder ins Krankenhaus eingeliefert wird, haben Verwachsungen zu einem Darmverschluss geführt. Der Tumor jedoch ist verschwunden. Auch fünfzehn Jahre später ist sie beschwerdefrei und gilt nun als geheilt. Michaela lebt intensiver als früher, lässt sich nicht mehr so schnell aus der Ruhe bringen, widmet sich Autogenem Training, Meditation und Tai-Chi.

Wie aber erklärt sich ihre Heilung? Die Mutter war überzeugt davon, dass die Mistel- und Thymusbehandlung den Ausschlag gegeben hat, die Schwester vermutet, dass es die Zuwendung der Familie war. Der Hausarzt kann es sich medizinisch nicht erklären, und der Pfarrer glaubt, dass an ihr ein göttliches Wunder geschehen sei. Michaela Wagner selbst stellt die Frage nach den Gründen nicht. Die Krankheit liegt für sie lange zurück, so als wäre es ihr selbst nicht passiert. »Ich freue mich einfach darüber«, sagt sie. »Das Leben gefällt mir.«[6]

In einem anderen Fall, den Kappauf in dem Buch beschreibt, erkrankt der einundsechzigjährige Herr Niederle an Lungenkrebs.[7] Der Tumor kann operativ vollständig entfernt werden, und es gibt keine Anhaltspunkte für Metastasen, auch die Lymphknoten sind tumorfrei. Nach vier Monaten jedoch wird eine Vorwölbung der Leiste festgestellt. Der Chirurg geht diesmal von einem Leistenbruch aus, findet aber einen Tumor, der nicht vollständig entfernt werden kann. Es handelt sich um eine Metastasierung des Lungenkrebses, auch in der Lunge selbst, der Leber und der Bauchwand finden sich Tochtergeschwulste. Eine Heilung sei nicht mehr möglich, teilt ihm der Arzt mit, eine Tumortherapie deshalb sinnlos. Allein die Schmerzen sollten behandelt werden.

Vierzehn Monate später aber ist Niederle beschwerdefrei, die Metastasen sind nicht mehr vorhanden. Seine Schmerztropfen hat er nie genommen. Was war geschehen?

Niederles Zustand hatte sich nach seiner Entlassung aus dem Krankenhaus zunächst verschlechtert. Seine Frau sah sich von einer alten Sense allzu sehr an den Tod erinnert, deshalb entfernte sie sie. Das gab ihr das Gefühl, den Tod aus dem Haus vertrieben zu haben. Ihr Mann aber wollte sich der Situation stellen, verfasste gemeinsam mit seiner Frau ein Testament und fühlte sich daraufhin erleichtert. Innerlich habe er plötzlich ein inneres Knacksen verspürt, als würde etwas zerspringen. Von da an ging es ihm Tag für Tag besser. Weitere zehn Jahre später verstirbt Niederle an einer Lungenembolie, doch Tumorgewebe kann der Pathologe nicht mehr finden.

In anderen Berichten über unerwartete Heilungen, denen wir in der Presse begegnen, haben Patienten bewusst auf eine medizinische Behandlung verzichtet, da sie sich von ihr keine Heilung mehr versprachen. Manche haben »alternative« Behandlungsmethoden in Anspruch genommen oder sich endlich auf das konzentriert, was sie schon immer im Leben gewünscht, aber nie realisiert hatten. Was aber war es, was all diese Menschen heilte? Hatten sie einfach Glück? Oder gaben die Wahl bestimmter Methoden, ihre innere Haltung oder eine Umstellung des Lebensstils den entscheidenden Ausschlag? Hatte das innere Loslassen bei Niederle in seinem Körper etwas verändert?

Menschen, die überraschend wieder gesund wurden, entwickeln häufig ganz persönliche Erklärungen für ihre unerwartete Genesung. Erkrankte schöpfen aus den Berichten über sie Hoffnung. Verdeutlichen sie doch, dass es nicht möglich ist, den Verlauf einer Krankheit sicher vorauszusagen, auch wenn die Prognose der Ärzte noch so schlecht ausfällt.[8] Mitunter ziehen Betroffene dann jedoch den Schluss, dass sie nur den »richtigen« Weg finden müssten, um wieder gesund zu werden. Bei Krebs als eine der bedrohlichsten Erkrankungen wird diese Suche nach Lösungen besonders drängend.

Für die unerwarteten Heilungen, die dokumentiert sind, gibt es bislang noch keine Erklärungen, aus denen verallgemeinerbare Schlüsse oder gar Empfehlungen abgeleitet werden könnten, sagt Kappauf.[9] Aus Analysen von Spontanremissionen ließe sich jedoch möglicherweise in Zukunft besser verstehen, über welche Prozesse unser Körper Gesundheit aufrechterhält und wiederherstellt. Die Medizin hat sich diesem Phänomen deshalb in den letzten Jahren mehr, wenn auch längst noch nicht ausreichend gewidmet. Nach wie vor ist sie weit intensiver mit der Bekämpfung von Krankheiten als mit der Frage beschäftigt, wie unser Körper Gesundheit herstellt und wie wir diese Erkenntnisse nutzen können.

Es gibt verschiedene biologische Erklärungsansätze und Hypothesen für unerwartete Heilungen, die sich wiederum je nach Krebsart unterscheiden. Sie reichen von dem »programmierten Zelltod« – einer Art Selbstmordprogramm der Krebszellen (Apoptose)[10] – bis hin zu Einflüssen des Immun- oder Hormonsystems. Auch eine Ausreifung bösartiger Zellen zu normalen Gewebezellen ist möglich. Es bleiben jedoch viel mehr Fragen offen, als beantwortet werden können. Denn so ist beispielsweise noch nicht erklärbar, wie und unter welchen Umständen es dem Körper bei einigen Menschen gelingt, den Selbstmord der Krebszellen herbeizuführen. Was also die Auslöser für diese biologischen Mechanismen sind.

Um Spontanremissionen zu erklären, werden deshalb auch geistig-seelische Einflüsse auf die Prozesse in Körper und Gehirn diskutiert, wie unter anderem psychische Faktoren, soziale Unterstützung oder Spiritualität. Ein direkter Einfluss auf das Tumorwachstum lässt sich bislang wissenschaftlich allerdings noch nicht mit absoluter Sicherheit nachweisen. Als weitgehend geklärt gilt, dass Gefühle von Hilflosigkeit und Hoffnungslosigkeit Krankheitsverläufe bei Krebs verschlechtern können. Aber auch, dass Hoffnung in uns große Kräfte entfalten kann. Studien zu der Frage, ob Psychotherapie zu einer Lebensverlängerung führen kann, haben bislang zu widersprüchlichen Ergebnissen geführt.

Letztlich bleibt es noch spekulativ, was bei den betreffenden Menschen den Ausschlag dafür gegeben hat, dass sie unerwartet gesund wurden. Auf irgendeine Weise jedenfalls hat es der Körper geschafft, die Tumorzellen loszuwerden. Und das weckt durchaus Hoffnung. Denn das Auftreten von Spontanremissionen gibt deutliche Hinweise darauf, dass es nicht die medizinische Therapie allein ist, die über Erfolg oder Misserfolg im Heilungsprozess entscheidet. Und dass wir immer eine Chance haben, auch wenn sie noch so klein ist. Dass auch andere Einflüsse als die medizinische Behandlung bei der Heilung von Krebs eine Rolle spielen können, dafür öffnet sich die Forschung mehr und mehr. Erkenntnisse der Psychoneuroimmunologie wie auch der Neurobiologie legen durchaus die Vermutung nahe, dass das, was wir als Patienten selbst in Form unserer inneren und äußeren Ressourcen in Heilungsprozesse einbringen können, möglicherweise weit unterschätzt wird und sowohl in der Forschung als auch in der therapeutischen Praxis noch viel zu wenig Berücksichtigung findet. Somit ist das, was die Forschung bis heute noch nicht untersucht hat oder nachweisen konnte, noch längst nicht endgültig vom Tisch.

Gerd Nagel ist überzeugt, dass Patienten größere Heilungschancen haben, wenn sie mit ihren eigenen Ressourcen selbst zur Gesundung beitragen, statt aufzugeben und alles der Medizin zu überlassen. Wenn wir schwer oder sogar lebensbedrohlich erkranken, klammern wir uns jedoch schnell an die Hoffnung, nur die »richtige Methode« finden oder »das richtige Leben« mit der entsprechenden Einstellung führen zu müssen, um wieder gesund zu werden. Wir wollen alles »richtig machen«, gerade wenn wir erfahren, dass wir selbst unsere in uns angelegten Selbstheilungskräfte aktivieren können. Doch genau hier liegt auch eine Gefahr. Was ist, wenn Heilung nicht gelingt? Wenn all das, was wir versucht haben, nicht ans ersehnte Ziel führt? Sind wir dann selbst schuld? Bei jeder Erkrankung, die auftritt, können wir zwar dazu beitragen, dass unser Gehirn und Körper bestmögliche Bedingungen erhält, um die inneren Prozesse zu steuern. Es lässt sich jedoch nicht genau bestimmen, wie groß unser eigener Anteil an Genesungsprozessen sein kann, und es gibt keine Methode oder innere Haltung, die der »wahre« Weg zur Heilung ist. Uns sind Grenzen gesteckt, und keiner weiß genau, wo sie liegen.

Das scheint zunächst einmal zu entmutigen, doch viele Patienten entlastet es. Denn ob Heilung gelingt oder nicht, hat – um es noch einmal zu betonen – nichts mit Schuld und Versagen zu tun. Und sie hängt auch nicht einfach davon ab, ob wir uns genügend bemühen oder innerlich stark genug daran glauben, wieder gesund zu werden. Wir können viel für uns tun, aber wir haben nicht alles in der Hand, und wir sind es auch nicht allein, die die Verantwortung für Gesundheit und Krankheit tragen. Wie Gerd Nagel betont, haben wir eine Chance, zur Heilung etwas beizutragen, die wir auch nutzen sollten, »aber wir haben keine Garantie. Keine Garantie, dass das, was wir uns erhoffen, auch tatsächlich eintritt.«

Sich in einen Prozess der Heilung zu begeben bedeutet nach seinem Verständnis eben auch, das Leben anzunehmen, so wie es ist – auch mit einem möglicherweise unausweichlichen Ausgang –, sich ihm in vollen Zügen zuzuwenden und es trotz Erkrankung erfüllend zu gestalten. Viele Krebspatienten erfahren diese Öffnung zu einem »neuen Leben« als kraftspendend. Zu akzeptieren, dass der Verlauf auf der »Flugbahn der Heilung« letztendlich offen ist, setzen sie dann nicht mit Aufgeben, Resignation oder Versagen gleich. Heilung, so eine Patientin, der wir bei Nagel begegnen, muss nicht allein darin bestehen, wieder gesund zu werden. Heilung kann so verstanden auch bedeuten, innerlich zu reifen. Oder wie Rainer Maria Rilke es in einem seiner Gedichte ausgedrückt hat: »Ich lebe mein Leben in wachsenden Ringen, die sich über die Dinge ziehn. Ich werde den letzten vielleicht nicht vollbringen, aber versuchen will ich ihn.«[11]

10

Quo vadis, Medizin?
Quo vadis, Patient?

»Der dreibeinige Stuhl«

Wir nähern uns dem Ende unserer Reise durch das Reich der Selbstheilungskräfte. Es ist kein Zauberland, in dem Übernatürliches geschieht oder in dem wir selbst mit dem Zauberstab Wunder geschehen lassen. Wie sich gezeigt hat, gehören Selbstheilungskräfte zu der ureigensten Ausstattung unseres Organismus. Unter der Oberaufsicht des Gehirns stellt er jeden Augenblick Gesundheit her, denn das Gehirn hat vor allem eines im Sinn: uns am Leben zu erhalten. Doch nicht immer ist es in der Lage, alle für die Gesunderhaltung notwendigen Prozesse im Körper unter anderem über das Immun-, Hormon- und autonome Nervensystem zu steuern. Manchmal sind die Einflüsse von außen und innen so stark, dass die Selbstregulation nicht mehr ausreichend funktioniert. Dann braucht der innere Arzt Unterstützung. Doch heilen muss unser Körper letztendlich selbst.

Dass die konventionelle Schulmedizin gerade bei chronischen Erkrankungen häufig an ihre Grenzen stößt, hängt auch damit zusammen, dass die Methoden, die sie anwendet, immer stärker standardisiert werden. Der individuelle Mensch mit seiner ganz persönlichen Erfahrung und seiner Art, zu denken und zu fühlen, bleibt dabei häufig außen vor. Behandlungen nach festgelegten Standards beziehen die Ressourcen der Patienten oftmals viel zu wenig ein. Es sind aber offensichtlich nicht die medizinischen Maßnahmen allein, die zur Heilung führen können.

Die Medizin der Zukunft könnte eine Medizin sein, die sich auf das uralte Wissen von der Fähigkeit des Organismus zurückbesinnt, sich selbst zu regulieren, und es stärker in die schulmedizinische Praxis integriert. Eine Medizin, die uns dabei unterstützt, diesen inneren Arzt zu reaktivieren, aber auch dabei, ihn in Schwung zu halten, damit wir gar nicht erst oder nicht wieder erkranken. Eine Medizin auch, die den Menschen in seiner Gesamtheit aus Körper und Psyche in den Mittelpunkt rückt und ihn als kompetenten Partner in Gesundungsprozesse einbezieht. Es kann nicht darum gehen, die Schulmedizin zu verteufeln und alle Ärzte gleich mit. Auch nicht darum, auf die Errungenschaften zu verzichten und sie durch komplementäre Ansätze zu ersetzen. Beide Wege können ihren Teil leisten, und beide haben ihre Grenzen. Eine Medizin der Zukunft aber könnte stärker als bisher über den Horizont von Spezialistentum, Medikamenten und Technik hinausblicken und die pathogenetische und salutogenetische Sichtweise miteinander verknüpfen.

Schulmedizin und die Aktivierung von Selbstheilungskräften schließen sich keineswegs aus, vielmehr könnten sie ein vielversprechendes Bündnis miteinander eingehen, um bestmögliche Therapieerfolge zu erzielen. Wie ein solches Bündnis aussehen kann, haben die Ansätze, die in diesem Buch vorgestellt wurden, beispielhaft gezeigt. Sie alle nehmen die Salutogenese zum Ausgangspunkt und bieten Hilfe zur Selbsthilfe. Das setzt natürlich voraus, dass wir zu dieser aktiven Beteiligung auch bereit sind. Tobias Esch verweist in diesem Zusammenhang auf den Gründer der Mind-

Body-Medizin, Herbert Benson. Er machte bereits in den neunziger Jahren darauf aufmerksam, dass die Medizin ergänzt werden müsse um das Element der Selbsthilfe, die die Selbstheilung einbezieht, und prägte das Bild vom dreibeinigen Stuhl: Auf den beiden Beinen »Medikamente« und »medizinische Prozeduren« allein könne dieser nicht stehen.[1]

Was aber stünde den skizzierten Zukunftsvisionen entgegen?

Von Wirtschafts- und Verwaltungsgeistern

Alte, etablierte Glaubenssätze werden ganz grundsätzlich und so auch in Medizin und Wissenschaft nur ungern in Frage gestellt. Zugleich verhindert ein Gesundheitssystem, das Ärzten immer weniger Spielräume für die Kunst des Heilens lässt, dass sich der äußere um den inneren Arzt des Patienten kümmern kann. Denn das erfordert Zuwendung, Aufmerksamkeit und damit vor allem Zeit. In der alltäglichen Praxis aber ist das nur sehr eingeschränkt möglich. Ärzte agieren innerhalb eines Honorarsystems, das das Gespräch mit Patienten viel zu gering vergütet. Die knapp bemessene Pauschale, die sie für jeden Patienten pro Quartal erhalten – unabhängig davon, wie oft diese in die Praxis kommen –, lässt ihnen wenig Möglichkeiten für eine intensive Hinwendung zum Patienten. Es bleibt ihnen kaum etwas anderes übrig, als möglichst viele Patienten durchzuschleusen und das einzusetzen, woran sie verdienen können. Dazu gehören unter anderem Geräte für diagnostische Zwecke oder sogenannte »Individuelle Gesundheitsleistungen (IGeL)«, die die Krankenkassen nicht mehr übernehmen. Auch und gerade die Situation von Hausärzten verschlechtert sich zunehmend, da sie aufgrund des Vergütungssystems nicht selten mit dem Rücken zur Wand stehen. All das führt dazu, dass immer mehr Ärzte über private Zusatzleistungen verdienen oder nur noch Privatpatienten behandeln. Letztere werden gerade in Kliniken nicht selten teuren, aber überflüssigen Untersuchungen unterzogen.

Aber es geht auch anders. Beispiele dafür gibt es genug. Ich persönlich erlebe es bei meiner Hausärztin. Sie schafft es, auch in relativ kurzer Zeit Vertrauen aufzubauen, Zuwendung zu geben und sich mit Aufmerksamkeit dem individuellen Menschen zu widmen, der vor ihr sitzt. Zudem verknüpft sie Schulmedizin mit Komplementärmedizin, das heißt hier Akupunktur und Homöopathie, und gibt auch schon mal klassische »Hausrezepte« mit auf den Weg, mit denen man sich selbst helfen kann. Verdienen, so vermute ich, wird sie daran nicht übermäßig.

In Kliniken, vor allem Universitätskliniken, stellt sich die Situation oft noch viel zugespitzter dar. Schichtdienste, die Ärzte und Pflegepersonal an ihre physischen und psychischen Grenzen bringen, verkrustete Hierarchien, die nicht genügend Gestaltungsmöglichkeiten bieten, und Personalmangel lassen nur wenig Raum, sich um die inneren Belange der Patienten zu kümmern. Immer mehr junge Ärzte kehren den Kliniken den Rücken, und Medizinstudenten brechen ihr Studium ab oder wählen nach ihrem Abschluss andere berufliche Wege, nicht zuletzt, weil dort höhere Vergütungen locken. In den letzten Jahren zeichnet sich eine Entwicklung ab, die die Situation noch verschärft – zuungunsten der Patienten. Kliniken werden zunehmend in Dienstleistungsunternehmen umgewandelt, die den Gesetzen des Marktes folgen müssen. Sie sind mehr damit beschäftigt, sich finanziell zu tragen, als damit, wie es den Patienten in diesen »Unternehmen« ergeht. Die Harvard-Mediziner Pamela Hartzband und Jerome Groopman haben Ende 2011 in dem renommierten Fachblatt *New England Journal of Medicine* vor einer Industrialisierung und Ökonomisierung der Heilkunde gewarnt, die sich in vielen Industrieländern abzeichne. Diese unselige Entwicklung spiegele sich auch in der Sprache wider: Patienten werden zu »Kunden« und Ärzte zu »Dienstleistern«. Die Beziehung zum Patienten, die individuellen Gegebenheiten bei Erkrankten und die Erfahrung der Ärzte blieben auf der Strecke, wo Wirtschaftlichkeit und Standardisierung von Diagnose-, Behandlungs- und Abrechnungsverfahren im Vordergrund stünden.[2] In einem solchen Medizinsystem, in dem Arzt und Patient in einem primär kommerziellen Verhältnis zueinander stehen, kann eines wohl nicht gelingen: der Dialog des äußeren Arztes mit dem inneren des Patienten.

Wie Gerald Hüther im Interview zu unserem Film erklärt, müsste jede medizinische Einrichtung aufgrund der Erkenntnisse aus Biologie, Physiologie und Neurobiologie eigentlich alles dafür tun, dass die Selbstheilungskräfte der Patienten reaktiviert werden. In manchen Einrichtungen sei das auch durchaus der Fall, in vielen aber herrsche ein Geist vor, der die inneren Kräfte eher zunichtemache, als sie zu unterstützen. Diesen »Verwaltungsgeist« mitsamt seinen Vorschriften und Regelungen bekämen in einer solchen Klinik alle zu spüren: vom Chefarzt über die Pfleger bis hin zur Putzfrau und natürlich die Patienten selbst.

»Dann aber findet keine Begegnung mehr statt«, so Hüther. »Neurobiologisch und auch physiologisch und psychosomatisch würde man sagen: Das kann nichts Gutes werden. Das kostet immer mehr Verwaltungsaufwand und macht immer weniger Leute gesund. Und so ein Gesundheitssystem haben wir im Augenblick in Deutschland.«

Auch durch manche technische Entwicklung könnte der »gute Geist«, der vor allem durch die Beziehung zwischen Arzt und Patient genährt wird, verscheucht werden. In den USA wurden von IBM Computer entwickelt, die dem Arzt dabei helfen sollen, die richtige Diagnose zu stellen. Was auf den ersten Blick sehr sinnvoll erscheint, da es Ärzten heutzutage unmöglich ist, alle aktuellen Studien zu lesen und damit durchweg auf dem neuesten wissenschaftlichen Stand zu sein, kann sich auf den zweiten Blick auch ganz anders darstellen. Füttert ein Arzt – so das Zukunftsszenario – den Superrechner mit den medizinischen Daten des Patienten und lässt er diesen eine Diagnose stellen, hat er zwar eine zusätzliche Absicherung. Möglicherweise verlernt er auf Dauer aber, sich auf seine ärztliche Erfahrung und sein gesundes Gespür zu verlassen beziehungsweise es mit einzubringen. Vielleicht verliert er so jedoch auch den Blick für den Menschen selbst, ähnlich wie wir den Überblick über Straßennetze und damit die Orientierung verlieren, wenn wir uns nur noch auf Navigatoren in unseren Autos verlassen. Hat sich ein solcher Computer erst als Standard durchgesetzt, fragt sich, ob Ärzte darauf überhaupt noch verzichten könnten, auch wenn sie es wollten. Denn immer schwebt über ihnen das Damoklesschwert der juristischen Verfolgung von ärztlichen Fehlern. Computer wie diese sind in Amerika erst in der Erprobungsphase, bei uns wird eine solche erwogen. Ob sie sich jemals bewähren und durchsetzen werden, ist ungewiss. Und wenn? Nützen sie uns tatsächlich?

Auch wenn die skizzierten Entwicklungen oder möglichen Szenarien nicht ganz so rosig erscheinen, ist noch längst nicht das Ende der Heilkunst eingeläutet. Parallel zu Wirtschafts-, Verwaltungs- und Technikgeistern findet eine Entwicklung statt, die immer mehr an Bedeutung hinzugewinnt. Angebote einer ressourcenorientierten Medizin und Therapie nehmen zu. Auch der Ruf von Experten nach einer stärkeren Berücksichtigung der Salutogenese wird lauter. Das kommt den Bedürfnissen vieler Patienten entgegen. Denn sie wollen weder verwaltet noch zum Wirtschaftsfaktor werden.

Experten schätzen, dass eine Medizin, die den inneren Arzt stärker einbezieht, gravierende Auswirkungen auf das Gesundheitssystem haben könnte. Medikamente, die damit verbundenen Nebenwirkungen und teure Gerätediagnostik könnten reduziert und damit Kosten gespart werden. Ob das gewollt ist, bleibt dahingestellt. Schließlich würde es bedeuten, dass genau das reduziert würde, woran viele verdienen.

Vor allem aber müsste eines gestärkt werden: der Dialog zwischen Arzt und Patient. Denn erst dann können äußerer und innerer Arzt gemeinsam aktiv werden. Wie die Placeboforschung ja zeigt, ist die Beziehung zwischen Arzt und Patient ganz entscheidend für den Behandlungserfolg. Seit einigen Jahren werden die Bemühungen verstärkt, die Kommunikationsfähigkeit der Ärzte schon in der Ausbildung zu fördern. Bereits 2001 hat die Internistin Dr. Jana Jünger an der Medizinischen Universitätsklinik Heidelberg ein Kommunikations- und Interaktionstraining für Medizinstudenten entwickelt, das an die Erkenntnisse der Placeboforschung anknüpft. Es ist die letzte Station unserer Reise. Das Programm mit dem Titel »Medikit« ist fester Bestandteil des Lehrplans und prüfungsrelevant, um Defizite in der Ausbildung auszugleichen. Immer mehr Universitäten sind seitdem diesem Beispiel gefolgt. Die Studenten lernen mit Hilfe eines Videotrainings, sensibel auf Patienten einzugehen und Gespräche zu führen, die im Berufsalltag immer wieder vorkommen: von der Diagnose und Beratung bis hin zum Übermitteln schlechter Nachrichten. Dargestellt werden die Patienten von Schauspielern, die die angehenden Ärzte mit ihren Beschwerden, Ängsten und Sorgen konfrontieren. Finden Ärzte keinen Zugang zum Patienten, nützt auch noch so umfassendes Wissen wenig.

»Wer nicht kommunizieren kann«, so Jana Jünger, »kann in unseren Augen nicht Arzt werden. Weil das so zentral ist für die Patientenversorgung, dass wir darauf nicht verzichten können. Genauso wenig, wie wir darauf verzichten können, dass jemand die adäquaten medizinischen Kenntnisse und Fertigkeiten hat.«

Studien haben sogar gezeigt, erklärt sie, dass Arzt und Patient regelrecht miteinander »schwingen«, wenn es gelingt, gut miteinander zu kommunizieren, und der Arzt gegenüber dem Patienten emphatisch ist: Bezüglich der Hautleitwiderstände und der Herzrate passen sie sich einander an. Auch Jana Jünger ist überzeugt, dass es eine der zentralen Funktionen der Ärzte ist, die Weichen dahingehend zu stellen, dass Patienten ihre inneren Kräfte aktivieren können. Dann sei es möglich, mit der Hilfe von außen und der Hilfe von innen wieder gesund zu werden und die Gesundheit möglichst lange zu erhalten.

Ergänzende Beratungsleistungen, die Patienten Orientierung und Unterstützung gerade bei schwerer Krankheit bieten und sie in ihrer Patientenkompetenz fördern, könnten ebenfalls dazu beitragen, dass der innere Arzt stärkere Berücksichtigung fände. Doch um allen Menschen zugänglich zu sein, müssten sie erst fester Bestandteil des Gesundheitssystems werden.

»Ich bin da relativ scharf in der Sache«, so Gerd Nagel. »Aber man muss das hinausposaunen, dass das im Grunde genommen ein Skandal ist, wie wenig sich das Gesundheitswesen um den kompetenten Patienten kümmert.« Was die Krankheitstherapie betrifft, werde alles finanziert – was die Patientenkompetenz stärke, jedoch nicht. »Es wird kommen in absehbarer Zeit, dass derartige Beratungsleistungen von den Krankenkassen bezahlt werden müssen. Da bin ich sicher, das fordert einfach unsere Gesellschaft. Und solange ich lebe, werde auch ich das vehement fordern«, ergänzt er.

Tragen Sie Sorge zu sich

Um unsere Selbstheilungskräfte zu aktivieren, müssen wir allerdings nicht darauf warten, dass sich das Medizinsystem umkrempelt. Auch so gibt es viele Wege, die wir nutzen können. Ob in Form von Ärzten und Therapeuten, bei denen wir uns aufgehoben fühlen, in Form bestimmter Methoden, die uns besonders gut liegen, oder all dessen, was wir ganz unabhängig selbst unternehmen können.

Wie Krankheit und Gesundheit entstehen, ist wie erwähnt sehr komplex und individuell. Zudem sind viele Fragen dazu noch lange nicht geklärt. Aus diesem Grund gibt es auch keine allgemeingültige Antwort auf die Frage: »Was macht mich wieder gesund?« Die Wissenschaft gibt, wie sich gezeigt hat, viele Hinweise darauf, wie wir selbst an der Gesundung mitwirken können. Manche der Antworten, die sie liefert, bestätigen letztendlich, was wir bereits als uraltes Erfahrungswissen in uns tragen. Das zeigen beispielsweise die Erkenntnisse der Placeboforschung darüber, wie wichtig die innere Einstellung in Form von Zuversicht und positiver Erwartung ist und wie groß die »Heilkraft« der Ärzte sein kann. Das bedeutet aber auch, dass es nicht wissenschaftliche Erkenntnisse allein sind, die zählen, sondern auch das Erfahrungswissen, auf das sowohl Ärzte wie auch wir selbst zurückgreifen können.

Eines ist gewiss: Wir können selbst viel dafür tun, dass wir gesund bleiben und wieder gesund werden, und wir alle haben die Freiheit, die Wege zu wählen, die am besten zu uns passen. Ob das die Schulmedizin, komplementäre oder andere Angebote sind. Aber – und das gilt es meines Erachtens nochmals zu betonen –: Die Verantwortung für Krankheit und Gesundheit liegt nicht allein bei jedem Einzelnen. Wir leben in einer Gesellschaft, die Stress und Angst begünstigt und damit auch den Boden für Süchte und Erkrankungen düngt. Und wir sind soziale Wesen, deren gute wie auch schlechte Erfahrungen immer im Kontakt mit anderen entstehen. All das kann sich auf unseren Organismus auswirken. Zwar können wir selbst unser Bewusstsein und auch unsere innere Einstellung im Hinblick auf den Umgang mit Stress, Problemen und Konflikten verändern. Und wir können unsere natürliche Ausstattung – die Fähigkeit des Organismus, sich selbst zu regulieren – unterstützen. Diese Chance sollten wir sicherlich nutzen. Wir sollten uns aber nicht die Schuld zuschreiben und auch nicht zuschreiben lassen, wenn dies nicht so gelingt, wie wir es wünschen.

Wir alle können erkranken, egal ob wir glückliche und zufriedene oder problembeladene Menschen sind.

Was uns hilft, sind Zuwendung, Verständnis und Unterstützung von anderen Menschen – ob Ärzte, Therapeuten, Freunde, Kollegen oder Familie. Die Forschung hat sich in den letzten Jahren immer intensiver gerade den psychosozialen Aspekten von Krankheit und Gesundheit gewidmet. Vertrauensvolle zwischenmenschliche Beziehungen spielen demnach eine wichtige Rolle dabei, in welche Richtung wir uns auf dem Kontinuum von Krankheit und Gesundheit bewegen. Was uns zudem hilft, tatsächlich aktiv zu werden und uns um unseren inneren Arzt zu kümmern, ist, wenn wir – wie es Gerald Hüther ausdrückt – dazu eingeladen, ermutigt und inspiriert werden, neue Erfahrungen zu machen, die unsere alten, wenig nützlichen Muster ersetzen können. Und wie sich gezeigt hat, geht das nur, wenn sie mit Spaß und Wohlgefühl verbunden sind.

Was nicht wirklich weiterhilft, sind Warnungen, Gebote oder »Strafsysteme«, wie sie sich auch hinter Bonusprogrammen von Krankenkassen verbergen können. Je stärker die Einforderung gesundheitszuträglichen Verhaltens, desto geringer ist vermutlich die Chance auf Erfolge, die von Dauer sind. Negativbotschaften, die sich auf das konzentrieren, was wir am besten unterlassen oder was wir auf jeden Fall beachten sollten, um Krankheit zu vermeiden, laufen Gefahr, unsere inneren Kräfte eher zu blockieren, als dass sie sie freisetzen. Sie führen häufig dazu, dass wir eine Zeitlang Gesundheitsempfehlungen folgen, dann aber doch wieder in alte Gewohnheiten verfallen. Nicht selten fördern sie auch Stress und Vermeidungsverhalten. Selbst wirksam zur eigenen Gesundheit beizutragen setzt Motivation, Freiwilligkeit und Selbstbestimmung voraus. Auch wenn es noch so wichtig ist, dass wir selbst für unseren inneren Arzt sorgen, müssen wir immer auch die Freiheit haben, das zu tun, was wir für richtig halten und was uns entspricht.

Die Lösung dafür, was uns garantiert gesund erhält, hat leider niemand parat. Auch stehen Empfehlungen nicht unbedingt dauerhaft und unverrückbar fest. Immer wieder ändern sich die Ratschläge, oder neue kommen hinzu, auch deshalb, weil sich wissenschaftliche Erkenntnisse ändern. Zum Teil konkurrieren die Botschaften auch miteinander. Im Bereich der Ernährung wird das besonders offenbar. Die einen empfehlen fünf Portionen Obst und Gemüse am Tag, Vollkornprodukte und wenig Fett. Die anderen propagieren – gerade wenn es ums Abnehmen geht – den Verzicht auf Kohlenhydrate mit dem Hinweis, Fette könne man ruhig weiter zu sich nehmen. Erst ist zu viel Kaffee ungesund, dann spielt die Menge keine Rolle mehr. Von den einen wird Rohkost in den Himmel gehoben, von den anderen wird wegen möglicher Keime eher davor gewarnt. Mal heißt es, Übergewicht habe erhebliche Krankheitsfolgen, mal, dass »Mollige« länger leben.

Wie der Allgemeinmediziner und Autor zahlreicher Bücher Gunter Frank in seinem »Wutbuch« *Schlechte Medizin* sehr eindrücklich beschreibt,[3] werden wir nicht selten auch für krank erklärt, obwohl wir es gar nicht sind. So wurden die Normwerte für Cholesterin, Blutdruck oder Blutzucker in den letzten Jahren sukzessive abgesenkt. Alles, was über dem Normwert liegt, gilt als Risikofaktor, der möglichst durch Behandlungen in Angriff genommen werden sollte. Eine weitere Absenkung ließe sich kaum noch rechtfertigen, so Frank. Deshalb werden sogar Vorrisiken zum Beispiel hinsichtlich des Blutdrucks oder bei Diabetes definiert. »Das klingt auch irgendwie gefährlich, und die Patienten fühlen sich genötigt, sich beim Arzt neuen regelmäßigen Kontrollen und Behandlungen zu unterziehen.«[4] Das kommt dem Medizinsystem weit mehr zugute als den Patienten.

Man könnte etwas provokativ die Frage stellen, was uns eher gesund erhält: wenn wir uns pflichtbewusst, diszipliniert und manchmal sogar verbissen daran halten, alle Gesundheitsregeln, Warnungen und Gebote zu befolgen, und wir bemüht sind, alles vermeintlich richtig zu machen. Oder wenn wir uns die Fähigkeit bewahren, auch loslassen zu können, zu genießen, und uns nicht innerlich bestrafen, wenn wir uns auch mal als ungesund geltenden Verlockungen hingeben. Es ist vermutlich alles eine Frage des Maßes. Vielleicht sollten wir alle auch wieder viel mehr lernen, in uns hineinzuhorchen. Denn dort sitzt eine weise Kraft: unser innerer Arzt. Und wenn wir genau hinhören, merken wir, dass er uns einiges Nützliches zuflüstert. Meistens hören wir aber weg, weil wir ja schnell weiterpreschen wollen. Erst wenn der innere Arzt lahmgelegt ist, werden wir aufmerksam. Aber auch dann wollen wir oft das Problem mit äußerer Hilfe ganz schnell wieder loswerden, anstatt etwas zu verändern. Das ist nur allzu menschlich, doch wir haben immer die Wahl. Unser Körper ist nicht unser Feind, er will selbst einfach nur, dass wir möglichst gut leben und vor allem überleben. Das ist bei ihm so einprogrammiert, und das Gehirn hat darüber ja bekanntlich die Oberaufsicht.

Wenn Sie etwas für sich tun wollen, dann kooperieren Sie mit Ihrem Gehirn. Es freut sich, wenn Sie mal lockerlassen und dem Moment, in dem Sie sich gerade befinden, Ihre wohlwollende Aufmerksamkeit schenken. Es freut sich auch, wenn Sie Altes, das Sie blockiert, ablegen und sich in neue Spuren wagen. Egal was Sie selbst für sich tun und wie

Sie vorgehen, denken Sie daran: Körper und Psyche sind eine Einheit. Was Sie mit dem Körper tun, »spürt« die Psyche. Was sich in der Psyche vollzieht, spürt der Körper. Und alles registriert das Gehirn – und wandelt sich munter weiter. Genau so, wie Sie es benutzen.

Nun sind wir am Ende der Reise angelangt. Vielleicht konnten Sie das eine oder andere für sich mitnehmen. Das würde mich freuen. Viele Ansätze, die ebenfalls der Aktivierung der Selbstheilungskräfte dienen, blieben unerwähnt. Man möge mir das verzeihen. Doch eine Gesamtdarstellung würde über den Rahmen dieses Buches hinausgehen, da das Thema sehr umfangreich ist. Möglicherweise hat das Buch Sie aber dazu angeregt, sich auf eigene Faust weiter auf Spurensuche zu begeben. Ich selbst werde mir nun endlich etwas Gutes tun und mich mit einem Longdrink in die Hängematte legen. Und mein Gehirn gleich mit. Es wird mir diesen nicht unbedingt »politisch korrekten« Genuss hoffentlich nicht verübeln.

Ein Freund, Neurologe von Beruf, sagt in seiner sympathischen Schweizer Art zum Abschied immer so nett zu mir: »Trag Sorge zu dir.« Das wünsche ich nun auch Ihnen: Tragen Sie Sorge zu sich. Und halten Sie Ihr Gehirn bei Laune. Ihr Körper, Ihr Geist und Ihre Seele werden es Ihnen danken.

Dank

Ohne die TV-Dokumentation wäre dieses Buch nicht entstanden. Deshalb möchte ich an erster Stelle allen sehr herzlich danken, die den Film ermöglicht und mit realisiert haben. Der Kameramann und Schnittmeister Rainer Speidel hat den Film mit seinem ausgeprägten Sinn für die Bild- und Szenengestaltung zu dem gemacht, was er ist. Aber nicht nur das: Er ist mit Herzblut in das Thema des Films eingestiegen, und gemeinsam haben wir so manche Produktionshürde genommen. John Smith und Armin Siegwarth haben für einen hervorragenden Ton gesorgt und durch Fragen und Anregungen viele nützliche Hinweise gegeben. Heike Kunze hat den Film als Produzentin auf den Weg gebracht, durch anregende und intensive Gespräche zu der Entwicklung beigetragen und uns durch alle Phasen hindurch tatkräftig und mit unterstützendem Einsatz begleitet. Susanne Mertens hat sich als arte-Redakteurin für das Projekt starkgemacht und es sehr motivierend mit Umsicht und konstruktiv-kritischem Gespür betreut. Sie alle waren von der Wichtigkeit des Themas überzeugt und haben mich immer wieder darin bestärkt, mich durch den großen Umfang durchzuwühlen, um ihn dann auf 52 Minuten Länge »zu bringen«. Den Produktionsassistentinnen Beate Kriesel und Franziska Kunze gilt ein besonderer Dank für die wunderbare Organisation und die Geduld, mit der sie sich der Abschrift der ellenlangen Interviews gewidmet haben. Herzlich danken möchte ich auch allen anderen, die an den Dreharbeiten vor Ort beteiligt waren und daran mitgewirkt haben und die hier nicht genannt sind. Es waren sehr viele, und sie werden wissen, dass sie gemeint sind.

Auch ohne die Beteiligung der Wissenschaftler und Experten und allen voran der Privatpersonen, die uns ihre Geschichten anvertraut haben, wäre der Film und damit auch das Buch nicht zustande gekommen. Ihnen allen danke ich sehr herzlich für die langen, spannenden und berührenden Interviews und weiteren Gespräche auch während der Entstehung des Buches. Auch dafür, dass sie ihre Zustimmung dafür gegeben haben, die Interviews in dem Buch zu verwenden. Petra Rang, Frank Günther und Doris Singer gilt mein tiefer Dank für das große Vertrauen, das sie uns entgegengebracht haben, und die Geduld bei den Dreharbeiten. Danke auch für die intensiven Gespräche während der Entstehung des Buches. Den Wissenschaftlern und Experten möchte ich in alphabetischer Reihenfolge herzlich danken: Dr. Ulrike Bingel, Dipl.-Psych. Christa Diegelmann, Prof. Dr. Gustav Dobos, Prof. Dr. Tobias Esch, Dr. Britta Hölzel, Prof. Dr. Gerald Hüther, Dipl.-Psych. Margarete Isermann, Dr. Jana Jünger, Martin Landzettel, Prof. Dr. Sara Lazar, Prof. Dr. Gerd Nagel, Dr. Anna Paul, Gisela Rohmert, Johanna Rohmert-Landzettel, Prof. Dr. Manfred Schedlowski, Delia Schreiber. Sehr hilfreich waren auch die Anregungen und Anmerkungen aller Beteiligten bei der Durchsicht der jeweiligen Buchkapitel, in denen sie im Zentrum stehen. Mein besonderer Dank gilt Prof. Dr. Tobias Esch zudem für die Beratung des Filmprojektes. Christa Diegelmann und Margarete Isermann haben mir von ihrer eigenen Bucherfahrung berichtet und mich daran erinnert, dass es auch in der Hochphase des Schreibens noch ein Leben »daneben« gibt, das es zu genießen gilt.

Besonders danken möchte ich der Lektorin Silvia Vrablecova, die von dem Buchprojekt überzeugt war und mich ermutigt hat, es in Angriff zu nehmen. Ralf Lay hat das Manuskript sehr sorgsam und mit wunderbarem Gespür für Inhalt und Sprache betreut und den Prozess engagiert begleitet. Herzlichen Dank! Olivia Baerend vom Droemer Knaur Verlag danke ich ganz herzlich für die gute Zusammenarbeit während dieser Zeit.

Von ganzem Herzen gilt mein Dank meinen lieben Freunden und meiner Familie: Judith Steffen dafür, dass sie mir vertrauensvoll erlaubt hat, ihre Geschichte in das Buch einzubinden, Tatjana Hefke und Benita Schulz für ihre hilfreiche Unterstützung. Besonders danke ich meinen engsten Freunden Gunter und Ulrike. Gunter König, selbst Autor, hat das Manuskript parallel im Entstehungsprozess mitgelesen und hat mit seinen Fragen, treffsicheren Kommentaren, Tipps und feinem Sprachgefühl entscheidend zu dem Buch beigetragen. Wenn es Haken und Ösen gab, so hat er sie gefunden. Ulrike Prüß hat das Buchprojekt mit wertvollen Anmerkungen unterstützt und den zündenden Funken geliefert, als das eigene Gehirn sich einmal festgefahren hatte. Sie beide haben mich mit ihrer guten Laune, »Motivationsspritzen« und »Inseln der Muße« über so manche Stressspitze während des Schreibens »getragen«. Vor allem haben sie mit Gelassenheit hingenommen, dass ich mich über längere Zeit rargemacht hatte. Auf diese motivierende Weise hat mich auch meine Familie unterstützt, allen voran meine Eltern Ursula und Paul Goette und meine Schwester Sigrid Zorn. Euch allen lieben Dank!

Anhang

Literatur

Antonovsky, Aaron: *Salutogenese. Zur Entmystifizierung der Gesundheit,* Tübingen 1997

Bartens, Werner: *Körperglück. Wie gute Gefühle gesund machen,* München 2010

Bauer, Joachim: *Das Gedächtnis des Körpers. Wie Beziehungen und Lebensstile unsere Gene steuern,* Köln 2002, 2010

Begley, Sharon: *Neue Gedanken. Neues Gehirn. Die Wissenschaft der Neuroplastizität beweist, wie unser Bewusstsein das Gehirn verändert,* München 2010

Benedetti, Fabrizio: *Placebo Effects. Understanding the mechanisms in health and disease,* Oxford 2009

Bengel, Jürgen, Regine Strittmatter und Hildegard Willmann: *Was erhält Menschen gesund? Antonovskys Modell der Salutogenese – Diskussionsstand und Stellenwert,* Bundeszentrale für gesundheitliche Aufklärung, Köln 1998

Csikszentmihalyi, Mihaly: *Flow. Das Geheimnis des Glücks,* Stuttgart [15]2010

Damasio, Antonio: *Descartes' Irrtum. Fühlen, Denken und das menschliche Gehirn,* München [3]2006

–, *Selbst ist der Mensch. Körper, Geist und die Entstehung des menschlichen Bewusstseins,* München 2011

Davidson, Richard und Sharon Begley: *Warum wir fühlen, wie wir fühlen. Wie die Gehirnstruktur unsere Emotionen bestimmt – und wie wir darauf Einfluss nehmen können,* München 2012

Diegelmann, Christa: *Trauma und Krise bewältigen. Psychotherapie mit TRUST,* Stuttgart [2]2009

Diegelmann, Christa und Margarete Isermann (Hrsg.): *Ressourcenorientierte Psychoonkologie. Psyche und Körper ermutigen,* Stuttgart 2010

–, *Kraft in der Krise. Ressourcen gegen die Angst,* Stuttgart 2011

Dobos, Gustav: *Die Kräfte der Selbstheilung aktivieren!,* München 2008

–, *Chronische Krankheiten natürlich behandeln,* München 2012 (Neuauflage von *Die Kräfte der Selbstheilung aktivieren*)

Dobos, Gustav und Anna Paul (Hrsg.): *Mind-Body-Medizin. Die moderne Ordnungstherapie in Theorie und Praxis,* München 2011

Doidge, Norman: *Neustart im Kopf. Wie sich unser Gehirn selbst repariert,* Frankfurt am Main 2008

Esch, Tobias: *Die Neurobiologie des Glücks. Wie die Positive Psychologie die Medizin verändert,* Stuttgart 2012

Esch, Tobias und Sonja Maren Esch: *Stressbewältigung mit Hilfe der Mind-Body-Medizin. Trainingsmanual zur Integrativen Gesundheitsförderung,* Berlin 2012

Faulstich, Joachim: *Das heilende Bewusstsein. Wunder und Hoffnung an den Grenzen der Medizin,* München 2006

–, *Das Geheimnis der Heilung. Wie altes Wissen die Medizin verändert,* München 2010

Frank, Gunter: *Schlechte Medizin. Ein Wutbuch,* München 2012

Frank, Gunter und Maja Storch: *Die Mañana-Kompetenz. Auch Powermenschen brauchen Pause,* München 2010

Fredrickson, Barbara L.: *Die Macht der guten Gefühle. Wie eine positive Haltung Ihr Leben dauerhaft verändert,* Frankfurt am Main 2011

Goleman, Daniel: *Dialog mit dem Dalai Lama. Wie wir destruktive Emotionen überwinden können,* München [3]2008

Hirschhausen, Eckart von: *Glück kommt selten allein,* Hamburg [3]2009

Hontschik, Bernd: *Körper, Seele, Mensch. Versuch über die Kunst des Heilens,* Frankfurt am Main 2006

Hüther, Gerald: *Bedienungsanleitung für ein menschliches Gehirn,* Göttingen 2001, 2007

–, *Die Macht der inneren Bilder. Wie Visionen das Gehirn, den Menschen und die Welt verändern,* Göttingen 2004, 2009

–, *Was wir sind und was wir sein könnten,* Frankfurt am Main [9]2012

–, *Die Biologie der Angst. Wie aus Stress Gefühle werden,* Göttingen [11]2012

Kabat-Zinn, Jon: *Gesund durch Meditation. Das vollständige Grundlagenwerk,* München 2011

Kabat-Zinn, Jon, Richard Davidson, Zara Houshmand et al.: *Die heilende Kraft der Meditation. Wie sich unser Geist selbst heilen kann: Ein wissenschaftlicher Dialog mit dem Dalai Lama,* Freiburg im Breisgau 2012

Kappauf, Herbert: *Wunder sind möglich. Spontanheilung bei Krebs,* Freiburg im Breisgau [4]2006

Kirschner, Monika und Bärbel Schwertfeger: *Der Ayurveda-Boom. Insidertipps und Hintergrundinformationen*, Köln 2004

Lown, Bernard: *Die verlorene Kunst des Heilens. Anleitung zum Umdenken*, Stuttgart 2004

Meador, Clifton K.: *Symptoms of Unknown Origin. A Medical Odyssey*, Nashville 2005

Nagel, Gerd, Delia Nagel und Annette Bopp: *Krebs – was man für sich selber tun kann. Patientenkompetenz stärken*, Freiburg im Breisgau 2007

Nagel, Gerd und Delia Schreiber: *Empowerment von Frauen mit Brustkrebs. Leitfaden zur ressourcen-orientierten Beratung bei Brustkrebs für Ärzte, Pflegende und andere Health Professionals*, Stiftung Patientenkompetenz, Zürich 2012

Ott, Ulrich: *Meditation für Skeptiker. Ein Neurowissenschaftler erklärt den Weg zum Selbst*, München 2010

Rohmert, Gisela: *Der Sänger auf dem Weg zum Klang. Lichtenberger Musikpädagogische Vorlesungen. Dokumentation Arbeitswissenschaft.* Hrsg.: Gesellschaft für Arbeitswissenschaft e. V. in Verbindung mit der Schriftleitung der Zeitschrift für Arbeitswissenschaft, 1991

Rohmert, Walter (Hrsg.): *Grundzüge des funktionalen Stimmtrainings*, Dokumentation Arbeitswissenschaft Bd. 12, Köln 1987

Rüegg, Johann Caspar: *Mind & Body. Wie unser Gehirn die Gesundheit beeinflusst*, Stuttgart 2010

Schmidt, Gunther: *Einführung in die hypnosystemische Therapie und Beratung*, Heidelberg [4]2011

Schnabel, Ulrich: *Die Vermessung des Glaubens. Forscher ergründen, wie der Glaube entsteht und warum er Berge versetzt*, München [2]2008

–, *Muße. Vom Glück des Nichtstuns*, München 2010

Schneider, Maren: *Stressfrei durch Meditation. Das MBSR-Kursbuch nach der Methode von Jon Kabat-Zinn*, München 2012

Schreiber, Delia: *Plötzlich Patient. So aktivieren Sie Ihre Selbstheilungskräfte*, Zürich 2010

Schubert, Christian: *Psychoneuroimmunologie und Psychotherapie*, Stuttgart 2011

Servan-Schreiber, David: *Die neue Medizin der Emotionen. Stress, Angst, Depression: Gesund werden ohne Medikamente*, München [18]2006

Sigl, Claudia und Martin Offenbächer (Hrsg.): *Salutogenese. Gesundbleiben trotz chronischer Krankheit*, München 2010

Singer, Wolf und Matthieu Ricard: *Hirnforschung und Meditation. Ein Dialog,* Frankfurt am Main 2008

Spork, Peter: *Der zweite Code. Epigenetik oder: Wie wir unser Erbgut steuern können,* Hamburg [2]2011

Stavemann, Harlich H.: *Im Gefühlsdschungel. Emotionale Krisen verstehen und bewältigen,* Weinheim 2001

Storch, Maja, und Frank Krause: *Selbstmanagement – ressourcenorientiert. Grundlagen und Trainingsmanual für die Arbeit mit dem Zürcher Ressourcen Modell (ZRM),* Bern 2007, 2011

Storch, Maja Benita Cantieni, Gerald Hüther und Wolfgang Tschacher: *Embodiment. Die Wechselwirkung von Körper und Psyche verstehen und nutzen,* Bern [2]2010

Walach, Harald: *Weg mit den Pillen! Selbstheilung oder Warum wir für unsere Gesundheit Verantwortung übernehmen müssen,* München 2011

Wilbers, Gregor: *Sinnfindung im Beruf,* Bielefeld [2]2008

Nützliche Links

www.idinstitut.de
ID-Institut für Innovative Gesundheitskonzepte
Christa Diegelmann und Margarete Isermann

www.gerald-huether.de
Offizielle Website von Prof. Dr. Gerald Hüther

www.sinnstiftung.eu
Stiftung zur Entfaltung von persönlichen Potenzialen, Fähigkeiten, zur Förderung und Entdeckung von Bedeutsamkeit und dem Geheimnis des Gelingens

www.mind-body-medizin.org
Institut für Mind-Body-Medizin
Prof. Dr. Tobias Esch

www.hs-coburg.de / igf
Offizielle Website des Bereichs Integrative Gesundheitsförderung an der Hochschule Coburg
Prof. Dr. Tobias Esch

www.kliniken-essen-mitte.de / naturheilkunde
Klinik für Naturheilkunde und Integrative Medizin der Kliniken
Essen-Mitte, Prof. Dr. Gustav Dobos

http://naturheilkunde.immanuel.de
Immanuel Krankenhaus Berlin, Abteilung Naturheilkunde / Mind-Body-Medizin

www.lichtenberger-institut.de
Lichtenberger® Institut für angewandte Stimmphysiologie

www.mindandlife.org
Mind and Life Institute, Colorado

www.medizinische-fakultaet-hd.uni-heidelberg.de / Medi-KIT
Medikit – Kommunikationstraining für Ärzte im Studium
Dr. Jana Jünger

www.stiftung-patientenkompetenz.org
Stiftung Patientenkompetenz Schweiz und Deutschland
Prof. Dr. Gerd Nagel

www.massgeneral.org / bhi
Benson-Henry Institute for Mind Body Medicine

www.mbsr-verband.org
MBSR-Verband (Mindfulness-Based Stress Reduction)

Anmerkungen

Das offene Geheimnis der Selbstheilungskräfte

1 Servan-Schreiber, David: *Die neue Medizin der Emotionen. Stress, Angst, Depression: Gesund werden ohne Medikamente,* München, [18]2006, S. 19.
2 Damasio, Antonio: *Selbst ist der Mensch. Körper, Geist und die Entstehung des menschlichen Bewusstseins,* München 2011.
3 Ebenda, S. 106.
4 Ebenda, S. 53 f.
5 Im Folgenden beziehe ich mich weitgehend auf das Interview

mit Prof. Dr. Gerald Hüther für den Film »Die Heilkraft des inneren Arztes«, 2010.

6 Hüther, Gerald: »Reaktivierung von Selbstheilungskräften aus neurobiologischer Sicht«, in: Dobos, Gustav und Anna Paul (Hrsg.): *Mind-Body-Medizin. Die moderne Ordnungstherapie in Theorie und Praxis,* München 2011, S. 60.

7 Vgl. Hüther, Gerald: *Biologie der Angst. Wie aus Stress Gefühle werden,* Göttingen [11]2012.

8 Hüther, Gerald: »Psycho-somatik und Somato-psychik«, in: Diegelmann, Christa und Margarete Isermann (Hrsg.): *Ressourcenorientierte Psychoonkologie. Psyche und Körper ermutigen,* Stuttgart 2010, S. 51 ff.

9 Dobos, Gustav: *Die Kräfte der Selbstheilung aktivieren!,* München 2008, S. 40.

10 Walach, Harald: »Gesundsein heißt: Verantwortung für sich übernehmen«, in: Sigl, Claudia und Martin Offenbächer (Hrsg.): *Salutogenese. Gesundbleiben trotz chronischer Krankheit,* München 2010, S. 7.

Noch gesund oder schon krank?

1 Antonovsky, Aaron: *Salutogenese. Zur Entmystifizierung der Gesundheit,* Tübingen 1997, S. 15.

2 Ebenda.

3 Vgl. dazu auch Kohls, Niko: »Antonovskys Kohärenzgefühl – eine säkularisierte und psychologisierte Form von Spiritualität?«, in: Sigl / Offenbächer, a. a. O., S. 57.

4 Antonovsky, a. a. O., S. 16.

5 Ebenda, S. 129.

6 Kohls in Sigl / Offenbächer, a. a. O., S. 66.

7 Ebenda, S. 23.

8 Kabat-Zinn, Jon: *Gesund durch Meditation. Das vollständige Grundlagenwerk,* München 2011, S. 20.

9 Esch, Tobias: *Die Neurobiologie des Glücks. Wie die Positive Psychologie die Medizin verändert,* Stuttgart, New York 2012, S. 133.

10 Franke, Alexa: »Das Modell der Salutogenese«, in: Dobos / Paul, a. a. O., S. 58 f.

11 Ebenda, S. 59.

12 Rott, Christoph und Daniela S. Jopp: »Das Leben der Hoch-

altrigen. Wohlbefinden trotz körperlicher Einschränkungen«, in: *Bundesgesundheitsblatt* 4, 2012, S. 477.

13 Ebenda, S. 478.
14 Ebenda, S. 479.

Der moderne Löwe

1 Szarek, Danuta: »Permanente Erreichbarkeit: E-Mail, Anrufe, SMS – so weit darf Ihr Chef gehen«, in: *Focus online*, 12. 6. 2012.

2 »E-Mail-Terror und Handy-Stress? Wo Führung versagt, fängt Burnout an!«, Presse-E-Mail der Telekom vom 9. 7. 2012.

3 Bauer, Joachim: *Das Gedächtnis des Körpers. Wie Beziehungen und Lebensstile unsere Gene steuern*, Köln 2002, 2010, S. 15.

4 Chiang, J. J., N. I. Eisenberger, T. E. Seeman und S. E. Taylor: »Negative and competitive social interactions are related to heightened proinflammatory cytokine activity«, in: *Proceedings of the National Academy of Sciences* 109, 2012, S. 1878–1882.

5 Studie der Bundespsychotherapeutenkammer »Arbeitsunfähigkeit und psychische Erkrankungen 2012«, S. 4.

6 »Kundenkompass Stress, Aktuelle Bevölkerungsbefragung: Ausmaß, Ursachen und Auswirkungen von Stress in Deutschland«, Techniker Krankenkasse, F. A. Z. Institut, Frankfurt am Main 2009, S. 4, 15.

7 Ich beziehe mich im Folgenden unter anderem auf die Gespräche, die ich mit Prof. Dr. Tobias Esch im Rahmen der Filmproduktion geführt habe. Von ihm ist das Bild des Löwen übernommen.

8 Esch, *Neurobiologie des Glücks*, a. a. O., S. 35.

9 Sapolsky, Robert, in: Kabat-Zinn, Jon, Richard Davidson, Zara Houshmand et al.: *Die heilende Kraft der Meditation. Wie sich unser Geist selbst heilen kann: Ein wissenschaftlicher Dialog mit dem Dalai Lama*, Freiburg im Breisgau 2012, S. 102.

10 Vgl. dazu auch Hüther, Gerald: *Die Biologie der Angst. Wie aus Stress Gefühle werden*, Göttingen [11]2012.

11 Esch, *Neurobiologie des Glücks*, a. a. O., S. 50.

12 Verschiedene Studien konnten die langfristigen Folgen von frühkindlichem Stress nachweisen. Stellvertretend genannt ist hier eine Studie von Christine Heim von der Emory University, Atlanta. Sie hat die Folgen von Stress am Beispiel von depressiven Patienten mit Missbrauchserfahrung untersucht.

Sie stellte ihre Ergebnisse im Rahmen des 6. Workshopkongresses für Klinische Psychologie und Psychotherapie vom 21. bis 23. 5. 2009 an der Universität Zürich vor.

13 Bauer, a. a. O., S. 26 ff.

14 Esch, in: Dobos / Paul, a. a. O., S. 51.

15 Hüther, *Biologie der Angst,* a. a. O., S. 113 f.

Zurück ins Gleichgewicht

1 Dobos, Gustav et al.: *Integrative Oncology for Breast Cancer Patients: Introduction of an expert-based Model. BMC Cancer,* im Druck.

2 Dobos / Paul, a. a. O., S. 110.

3 Eine aktuellere Studie ist beispielsweise Trivedi, M. H. et al.: »Exercise as an augmentation treatment for nonremitted major depressive disorder: a randomized, parallel dose comparison«, in: *Journal of Clinical Psychiatry,* Mai 2011, 72(5), S. 677–684.

4 Esch, in: Dobos / Paul, a. a. O., S. 51.

Die Macht unseres Geistes

1 Gard, Tim et al.: »Pain Attenuation through Mindfulness is Associated with Decreased Cognitive Control and Increases Sensory Processing in the Brain«, in: *Cerebral Cortex,* Dezember 2011.

2 Goleman, Daniel: *Dialog mit dem Dalai Lama: Wie wir destruktive Emotionen überwinden können,* München 2008.

3 Davidson, Richard und Sharon Begley: *Warum wir fühlen, wie wir fühlen. Wie die Gehirnstruktur unsere Emotionen bestimmt – und wie wir darauf Einfluss nehmen können,* München 2012, S. 316 f.

4 Hölzel, Britta, Ulrich Ott et al.: »Investigation of mindfulness meditation practitioners with voxel-based morphometry«, in: *Social Cognitive and Affective Neuroscience* 3 / 2008, S. 55–61.

5 Davidson / Begley, a. a. O., S. 317.

6 Ebenda, S. 318

7 Schneider, Maren: *Stressfrei durch Meditation. Das MBSR-Kursbuch nach der Methode von Jon Kabat-Zinn,* München 2012.

Die Kraft von Glaube und Erwartung

1 Vgl. Blech, Jörg: »Wundermittel im Kopf«, in: *Spiegel Special* 6/2007, www.spiegel.de/spiegel/spiegelspecial/d-53533410. html.

2 Benedetti, Fabrizio: *Placebo Effects. Understanding the mechanisms in health and disease,* Oxford 2009, S. 211 f.

3 Ebenda, S. 47.

4 Walach, Harald: *Weg mit den Pillen! Selbstheilung oder warum wir für unsere Gesundheit Verantwortung übernehmen müssen,* München 2011, S. 80/92.

5 Ebenda, S. 181.

6 Vgl. dazu auch ebenda, S. 91.

7 Meador, Clifton K.: *Symptoms of Unknown Origin. A Medical Odyssey,* Nashville 2005, S. 27 f.

8 Benedetti, a. a. O., S. 207.

9 Lown, Bernard: *Die verlorene Kunst des Heilens. Anleitung zum Umdenken,* Stuttgart 2004, S. 91.

10 Ebenda, S. 88 ff.

11 Colloca, Luana und Damien Finniss: »Nocebo Effects, Patient-Clinician Communication, and Therapeutic Outcome«, in: *Journal of the American Medical Association,* 8. 2. 2012, Bd. 307, Nr. 6.

12 Lown, a. a. O., S. 106.

13 Ebenda, S. 111 ff.

14 Stellungnahme des Wissenschaftlichen Beirats der Bundesärztekammer »Placebo in der Medizin«, Kenntnisnahme des Vorstands am 25. 3. 2010 www.bundesaerztekammer.de unter »Richtlinien/Leitlinien/Empfehlungen« und Submenü »Empfehlungen/Stellungnahmen«.

15 Kaptchuk, Ted et al.: »Placebos without Deception: A Randomized Controlled Trial in Irritable Bowel Syndrome«, in: *PloS One,* Dezember 2010, 5(12).

Dem Leben vertrauen – trotz allem

1 Diegelmann, Christa und Margarete Isermann (Hrsg.): *Kraft in der Krise. Ressourcen gegen die Angst,* Stuttgart 2011.

2 Pascual-Leone, Alvaro et al.: »The Plastic Human Brain Cortex«, in: *Annual Review of Neuroscience* 28, 2005.

3 Fredrickson, Barbara L.: *Die Macht der guten Gefühle. Wie eine positive Haltung Ihr Leben dauerhaft verändert,* Frankfurt am Main 2011.

4 Ebenda, S. 27.

5 Ebenda, S. 36.

Das gutgelaunte Gehirn

1 Danner, Deborah D., David A. Snowdon und Wallace V. Friesen: »Positive Emotions in Early Life and Longevity: Findings from the Nun Study«, in: *Journal of Personality and Social Psychology* 80/2001, S. 804–813.

2 Vgl. dazu: Kirschner, Monika und Bärbel Schwertfeger: *Der Ayurveda-Boom. Insidertipps und Hintergrundinformationen,* Köln 2004.

3 Schnabel, Ulrich: *Muße. Vom Glück des Nichtstuns,* München 2010.

4 Frank, Gunter und Maja Storch: *Die Mañana-Kompetenz. Auch Powermenschen brauchen Pause,* München 2010.

5 Ebenda, S. 40.

6 Vgl. ebenda.

7 Esch, Tobias und Sonja Maren Esch: *Stressbewältigung mit Hilfe der Mind-Body-Medizin. Trainingsmanual zur Integrativen Gesundheitsförderung,* Medizinisch Wissenschaftliche Verlagsgesellschaft, Berlin 2012.

8 Esch, *Neurobiologie des Glücks,* a. a. O., S. 87 f.

9 Hüther, Geleitwort in: Esch, *Neurobiologie des Glücks,* a. a. O., S. VIII.

10 Frank/Storch, a. a. O., S. 170 f.

11 Esch, *Neurobiologie des Glücks,* a. a. O., S. 77.

12 Kabat-Zinn, Jon: *Gesund durch Meditation,* München 2011, S. 324.

13 Csikszentmihalyi, Mihaly: *Flow. Das Geheimnis des Glücks,* Stuttgart [15]2010, S. 14.

14 Ebenda, S. 16.

15 Vgl. Davidson/Begley, a. a. O., S. 187.

16 Gerald Hüther im Interview. Vgl. auch Hüther, Gerald: *Was wir sind und was wir sein könnten,* Frankfurt am Main [9]2012.

17 Rohmert, Gisela: »Die Lichtenberger Methode nach Gisela Rohmert«, in: Lotzmann, Geert (Hrsg.): *Die Sprechstimme,* Ulm, Stuttgart, Jena, Lübeck 1997, S. 25.

Der kompetente Patient

1 Bopp, Annette, Delia Nagel und Gerd Nagel: *Krebs – was man*

für sich selber tun kann. Patientenkompetenz stärken, Freiburg im Breisgau 2007, S. 46.

2 Vgl. Hüther, Gerald: *Die Macht der inneren Bilder. Wie Visionen das Gehirn, den Menschen und die Welt verändern,* Göttingen 2004, 2009.

3 Vgl. zu diesen Ausführungen auch Storch, Maja und Frank Krause: *Selbstmanagement – ressourcenorientiert. Grundlagen und Trainingsmanual für die Arbeit mit dem Zürcher Ressourcen Modell (ZRM),* Bern 2007, 2011, und Schmidt, Gunther: *Einführung in die hypnosystemische Therapie und Beratung,* Heidelberg ⁴2011.

4 Kappauf, Herbert: *Wunder sind möglich. Spontanheilung bei Krebs,* Freiburg im Breisgau, ⁴2006, S. 29.

5 Ebenda, S. 33.

6 Ebenda, S. 76–83.

7 Ebenda, S. 104 f.

8 Vgl. auch ebenda, S. 176.

9 Ebenda, S. 180.

10 Ebenda, S. 85.

11 Rilke, Rainer Maria: *Das Buch vom mönchischen Leben,* geschrieben 1899.

Quo vadis, Medizin? Quo vadis, Patient?

1 Esch, *Die Neurobiologie des Glücks,* a. a. O., S. 19 f.

2 Hartzband, Pamela und Jerome Groopman: »The New Language of Medicine«, in: *New England Journal of Medicine,* Bd. 365, Nr. 15, 13. 10. 2011, S. 1372 f.

3 Frank, Gunter: *Schlechte Medizin. Ein Wutbuch,* München 2012.

4 Ebenda, S. 25.